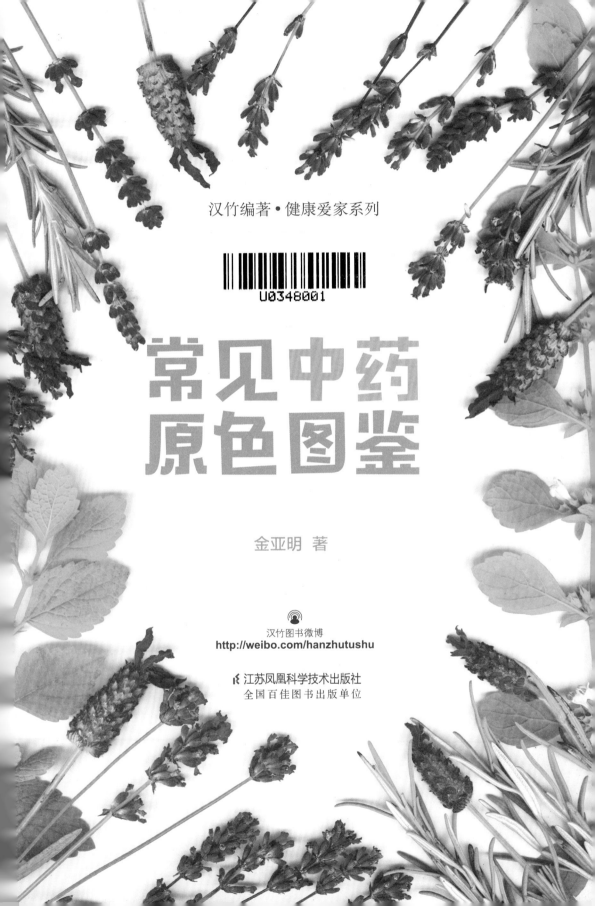

汉竹编著·健康爱家系列

U0348001

常见中药
原色图鉴

金亚明　著

汉竹图书微博
http://weibo.com/hanzhutushu

江苏凤凰科学技术出版社
全国百佳图书出版单位

导读

你知道吗?

家里种的薄荷有疏散风热、清利头目、疏肝行气的功效。

小区里随处可见的紫花地丁有清热解毒、凉血消肿的功效。

常吃的冬瓜有利水消肿、清热解暑的功效。

……

还有许多你不知道的,就在我们身边,与我们和谐相处的一花一草、一石一木,都有着神奇的功效。

如果你有兴趣,可以跟着中医进行一次生动而有趣的"旅行",见识一下中药的来龙去脉,认识和了解一些常见中药的药性、配方。

未知,就是中药带给人们最大的魅力。本书清晰地揭开中药一层层面纱,把未知变成生活里的智慧。

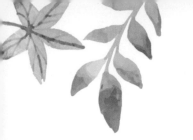

目录

— 第二章 —
清热类中药

清热泻火药 28

知母...................................28

决明子.................................29

夏枯草.................................30

栀子...................................31

清热解毒药 32

金银花.................................32

连翘...................................33

穿心莲.................................34

板蓝根.................................35

大青叶.................................36

土茯苓.................................37

鱼腥草.................................38

蒲公英.................................38

紫花地丁...............................39

绿豆...................................39

白头翁.................................40

半边莲.................................40

马齿苋.................................41

重楼...................................41

清热燥湿药 42

黄连...................................42

黄芩...................................43

黄柏...................................44

龙胆...................................45

苦参...................................46

— 第一章 —
解表类中药

辛温解表药 12

白芷...................................12

防风...................................13

辛夷...................................14

麻黄...................................15

紫苏...................................16

生姜...................................17

荆芥...................................18

胡荽...................................19

辛凉解表药 20

薄荷...................................20

葛根...................................21

柴胡...................................22

菊花...................................23

桑叶...................................24

升麻...................................25

白鲜皮..........................47

清热凉血药 48
生地黄..........................48

玄参..........................49

牡丹皮..........................50

紫草..........................51

清退虚热药 52
青蒿..........................52

白薇..........................53

地骨皮..........................54

银柴胡..........................55

●—第三章—●
泻下类中药

攻下药 58
大黄..........................58

番泻叶..........................58

芒硝..........................59

芦荟..........................59

润下药 60
火麻仁..........................60

郁李仁..........................61

峻下逐水药 62
甘遂..........................62

大戟..........................63

巴豆..........................63

●—第四章—●
祛风湿类中药

祛风湿散寒药 66
独活..........................66

川乌..........................67

松节..........................68

威灵仙..........................69

路路通..........................70

伸筋草..........................70

木瓜..........................71

蚕沙..........................71

祛风湿清热药 72
防己..........................72

秦艽..........................73

桑枝..........................74

海桐皮..........................74

穿山龙..........................75

丝瓜络..........................75

祛风湿强筋骨药 76
五加皮..........................76

桑寄生..........................77

狗脊..........................77

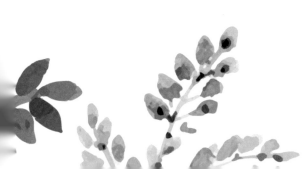
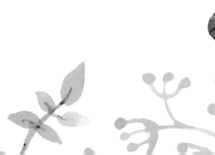

利湿退黄药 93
　茵陈 93
　金钱草 93

── 第五章 ──
化湿类中药

广藿香 80
佩兰 81
苍术 82
厚朴 82
砂仁 83
豆蔻 83

── 第六章 ──
利水渗湿类中药

利水消肿药 86
　泽泻 86
　薏苡仁 87
　茯苓 88
　赤小豆 88
　冬瓜皮 89
　玉米须 89
利尿通淋药 90
　车前子 90
　滑石 91
　木通 91
　通草 92
　瞿麦 92

── 第七章 ──
温里类中药

附子 96
吴茱萸 97
肉桂 98
丁香 98
小茴香 99
胡椒 99

第八章
理气类中药

陈皮 102
香附 103
柿蒂 104
乌药 105
香橼 106
枳实 106
青皮 107
檀香 107
薤 (xiè) 白 108
刀豆 108
川楝 (liàn) 子 109
玫瑰花 109

─第九章─
消食类中药

莱菔子......112
山楂......113
鸡矢藤......114
鸡内金......114
麦芽......115
谷芽......115

─第十章─
驱虫类中药

苦楝皮......118
使君子......119
槟榔......120
南瓜子......120
鹤虱......121
鹤草芽......121

─第十一章─
止血类中药

凉血止血药 124
大蓟......124
小蓟......125
地榆......126
槐花......126
侧柏叶......127
白茅根......127

化瘀止血药 128
三七......128
蒲黄......129

收敛止血药 130
白及......130
仙鹤草......130
藕节......131
花生衣......131

温经止血药 132
艾叶......132
炮姜......133

─第十二章─
活血化瘀类中药

活血止痛药 136
乳香......136
没药......136
延胡索......137
川芎......137

活血调经药 138
丹参......138
益母草......139
桃仁......140
红花......140
凌霄花......141
王不留行......141

活血疗伤药 142

苏木.................................... 142

骨碎补................................ 142

破血消癥药 143

水蛭.................................... 143

穿山甲................................ 143

—第十三章—
化痰止咳平喘类中药

温化寒痰药 146

半夏.................................... 146

天南星................................ 147

清热化痰药 148

川贝母................................ 148

桔梗.................................... 149

前胡.................................... 150

竹茹.................................... 150

瓜蒌仁................................ 151

昆布.................................... 151

止咳平喘药 152

苦杏仁................................ 152

紫苏子................................ 152

百部.................................... 153

白果.................................... 153

—第十四章—
安神类中药

重镇安神药 156

朱砂.................................... 156

磁石.................................... 156

琥珀.................................... 157

珍珠粉................................ 157

养心安神药 158

酸枣仁................................ 158

柏子仁................................ 158

远志.................................... 159

灵芝.................................... 159

—第十五章—
平肝息风类中药

平抑肝阳药 162

石决明................................ 162

牡蛎.................................... 162

紫贝齿................................ 163

赭石.................................... 163

息风止痉药 164

天麻.................................... 164

钩藤.................................... 164

地龙.................................... 165

蜈蚣.................................... 165

—第十六章—
补虚类中药

补气药 168
人参 168
党参 169
黄芪 170
白术 170
山药 171
大枣 171

补阳药 172
鹿茸 172
杜仲 172
续断 173
蛤蚧 173
肉苁蓉 174
菟丝子 174
锁阳 175
淫羊藿 175

补血药 176
当归 176
熟地黄 176
何首乌 177
阿胶 177

补阴药 178
北沙参 178
南沙参 178
石斛 179
黄精 179

—第十七章—
收涩类中药

止汗药 182
麻黄根 182
浮小麦 182

敛肺涩肠药 183
五味子 183
肉豆蔻 183

固精缩尿止带药 184
山茱萸 184
覆盆子 184
莲子 185
芡实 185

—第十八章—
其他类中药

开窍药 188
麝香 188
石菖蒲 188

涌吐药 189
常山 189
瓜蒂 189

杀虫止痒药 190
雄黄 190
白矾 190

拔毒生肌药 191
轻粉 191
密陀僧 191

第一章
解表类中药

　　解表，是指解除表证。凡能疏解肌表，促使发汗，解除表证的中药称为解表药。解表药大多具有辛味，辛能发散，可促使病人汗出，而达到外邪从汗而外泄，表证得以解除。临床上，表证有风寒表证和风热表证两种，风寒者宜辛温解表；风热者宜辛凉解表。

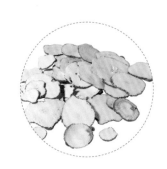

辛温解表药

辛温解表药又称发散风寒药，本类药物性味多属辛温，辛以发散，温可祛寒，故以发散风寒为主要作用。主要用于外感风寒所致恶寒发热，无汗或汗出不畅，头痛身痛，舌苔薄白，脉浮等风寒表证。

白芷

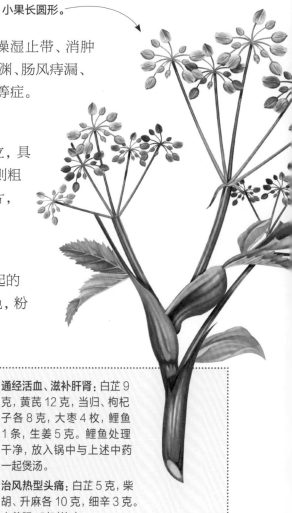

小果长圆形。

功效主治

具有解表散寒、祛风止痛、通鼻窍、燥湿止带、消肿排脓的功效。可以用于治疗头痛、牙痛、鼻渊、肠风痔漏、赤白带下、痈疽(yōng jū)疮疡、皮肤瘙痒等症。

植物形态

多年生草本，高达 1~2.5 米。茎直立，具纵沟纹。茎下部叶羽状分裂，边缘有不规则粗锯齿。复伞形花序，花小，无萼齿；花瓣 5 片，白色。花期 7~9 月，果期 9~10 月。

药材性状

根呈圆锥形，表面灰棕色，有横向突起的皮孔，顶端有凹陷的茎痕。质硬，断面白色，粉性足，皮部密布棕色油点。

中药常识

别名：泽芬、白臣、兴安白芷、杭白芷、川白芷、香棒等。

性味归经：性温，味辛，归肺、胃、大肠经。

用法用量：一般用量 3~9 克，可煎服、外用等。

注意事项：阴虚血热者忌用。

• 治便秘：当归、白芷各等份。将当归、白芷研成细末。每服 6 克，米汤送服。

• 通经活血、滋补肝肾：白芷 9 克，黄芪 12 克，当归、枸杞子各 8 克，大枣 4 枚，鲤鱼 1 条，生姜 5 克。鲤鱼处理干净，放入锅中与上述中药一起煲汤。

• 治风热型头痛：白芷 5 克，柴胡、升麻各 10 克，细辛 3 克。水煎服，时时饮之。

入药部位
伞形科当归属植物重齿毛当归的根

防风

功效主治

具有祛风解表、祛湿止痛、止痉的功效。可以用于治疗外感风寒所致的头痛、目眩、项强等，风寒湿痹（bì）、骨节酸痛、四肢挛急、破伤风等。

植物形态

植株从下至上分枝逐渐增多，且每次只有两个分枝。基部的叶片分裂成羽毛状，上部的叶简化，有扩展的叶鞘。开小花，白色，花瓣5片，倒卵形，顶端向内凹，花瓣内卷。

叶片密被茸毛。

药材性状

为圆形或椭圆形的厚片。外表皮灰棕色，有纵皱纹、有的可见横长皮孔样突起、密集的环纹或残存的毛状叶基。切面皮部浅棕色，有裂隙，木部浅黄色，具放射状纹理。

中药常识

别名：铜芸、回云、回草、百枝、百种等。

性味归经：性微温，味辛、甘，归膀胱、肝、脾经。

用法用量：一般用量4.5~9克，煎服。

注意事项：热病动风者忌用。

• **治过敏性鼻炎：**乌梅30克，防风9克，甘草3克。每日1剂，开水泡1小时后代茶饮。

• **治老年人便秘：**防风、枳壳各30克，甘草15克。将枳壳麸炒后，与防风、甘草一起研成末，每次饭前服用6克。

• **泻肝补脾、止痛止泻：**陈皮、防风各6克，山药100克，大米50克，炒白芍12克，红糖适量。将山药研成粉末，放入炒白芍、陈皮、防风的煎液，再加大米煮粥，调入红糖服食。

入药部位
伞形科防风属植物防风的干燥根

辛夷

功效主治

具有发散风寒、通鼻窍的功效。可以用于风寒感冒、头痛、鼻塞、鼻渊、鼻流浊涕等。

植物形态

多年生草本，全体无毛。根粗壮，茎单生。基生叶，2~3回羽状分裂。复伞形花序，顶生，小伞形花序有花4~9朵，花蕾紧凑。花期8~9月，果期9~10月。

花梗密生茸毛。

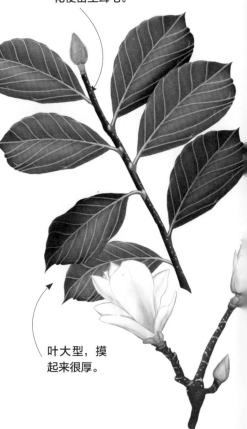

叶大型，摸起来很厚。

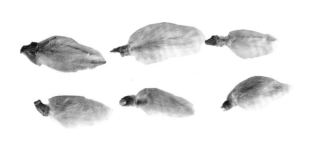

药材性状

形似毛笔头，花苞片生有黄绿色毛茸，花苞内有数层紧密相抱的棕紫色花瓣。质轻脆，显油性，以花蕾未开、毛茸黄绿、无枝梗者为佳。

● **治牙痛**：辛夷3克，蛇床子6克，大青盐1.5克。将以上3味中药研成细末，涂在疼痛的牙龈上。

● **治过敏性鼻炎**：辛夷3克。风寒犯肺者，加藿香10克；偏风热壅盛者，加槐花20克。用开水冲泡，代茶饮。

中药常识

别名：林兰、紫玉兰、侯桃、木笔花、姜朴花等。

性味归经：性温，味辛，归肺、胃经。

用法用量：一般用量3~9克，可外用、煎服，因辛夷有毛易刺激咽喉，煎汤时最好用纱布袋装好。

注意事项：阴虚火旺者忌用。

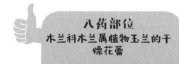

入药部位
木兰科木兰属植物玉兰的干燥花蕾

麻黄

功效主治

具有发汗散寒、宣肺平喘、利水消肿的功效。可以用于治疗风寒表实证，如胸闷咳喘、水肿、风寒痹痛、阴疽、痰核等。

植物形态

多年生草本状小灌木。木质茎匍匐卧于土中，草质茎直立。花成鳞球花序，雌雄异株；雄花序阔卵形，雌花序多单生于枝端，卵圆形。花期5月。

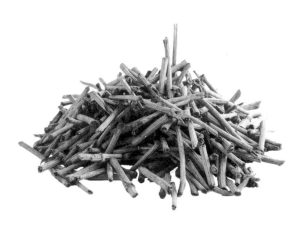

雌花苞片
肉质红色。

药材性状

细长圆柱形，有的带少量木质茎。表面淡绿色至黄绿色，有细纵脊线，触之微有粗糙感。节明显，节上有膜质鳞叶。轻，质脆，易折断，断面略呈纤维性，周边绿黄色，髓部红棕色。

• **治冻疮**：麻黄、附子、细辛各25克，大黄、生姜各15克，桂枝10克。制成酊剂，用棉签蘸药涂抹患处。

> **中药常识**
>
> **别名**：龙沙、狗骨、卑相、卑盐等。
>
> **性味归经**：性温，味辛、微苦，归肺、膀胱经。
>
> **用法用量**：一般用量2~9克，煎服。
>
> **注意事项**：阴虚火旺者忌用。

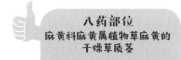

入药部位
麻黄科麻黄属植物草麻黄的
干燥草质茎

紫苏

功效主治

　　具有解表散寒、行气宽中、解鱼蟹毒的功效。可以用于治疗风寒感冒引起的恶心呕逆、胸脘满闷、咳喘痰多及脾胃气滞、胸闷呕吐、头痛；还可以解鱼蟹中毒等。

植物形态

　　一年生草本，具特异芳香。茎直立。叶对生，边缘有锯齿，两面紫色，或上面绿色，下面紫色。总状花序稍偏侧，顶生及腋生，紫色。花期6~7月，果期7~8月。

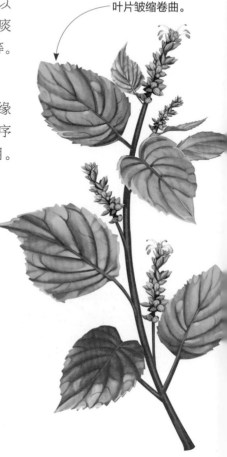

叶片皱缩卷曲。

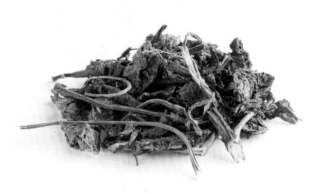

药材性状

　　叶片多皱缩卷曲、碎破，完整者展平后呈卵圆形，长4~11厘米，宽2.5~9厘米。先端长尖或急尖，基部圆形或宽楔形，边缘具圆锯齿。两面紫色，或上表面绿色下表面紫色，疏生灰白色毛，下表面有多数凹点状的腺鳞。质脆，气清香。

　　●**增强食欲、助消化**：鲜紫苏叶10克，砂糖适量。将紫苏叶洗净沥水，放入杯内用开水冲泡，放入砂糖代茶饮。可增强食欲、助消化、防暑降温，还可预防感冒、胸腹胀满等病症。

> **中药常识**
>
> **别名**：赤苏、红苏、红紫苏等。
>
> **性味归经**：性温，味辛，归肺、脾经。
>
> **用法用量**：一般用量5~9克，煎服。
>
> **注意事项**：脾虚大便稀薄、腹泻、气虚、阴虚者忌用。

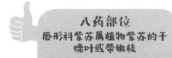

入药部位
唇形科紫苏属植物紫苏的干燥叶或带嫩枝

生姜

功效主治

　　生姜用于解表,主要为发散风寒,多用治感冒轻症。生姜还有温中止吐、温肺止咳的功效,用于脾胃寒证、胃寒呕吐、肺寒咳嗽等。

叶片披针形。

植物形态

　　多年生草本。根茎肥厚,断面黄白色,有浓厚的辛辣气味。叶互生,花葶自根茎中抽出,花冠黄绿色,花瓣 3 片。花期 8 月,果期 9~10 月。

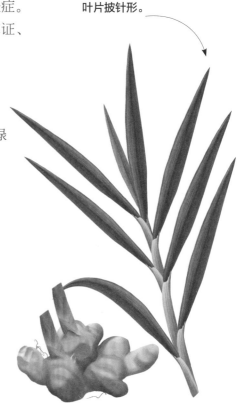

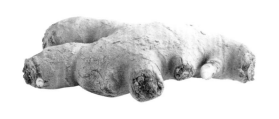

药材性状

　　呈不规则块状,略扁,具指状分枝。表面黄褐色或灰棕色,有环节,分枝顶端有茎痕或芽。质脆,易折断,断面浅黄色,内皮层环纹明显,维管束散在。气香特异,味辛辣。

　　• **健脾、补血、助消化**:大枣 5 枚,生姜 9 克,红茶 1 克,蜂蜜适量。将大枣加清水煮熟晾干,生姜切片炒干,加入蜂蜜。再将大枣、生姜片和红茶用开水冲泡 5 分钟即可。每日 1 剂,分 3 次,趁温热时服用。

中药常识

别名:姜皮、姜、姜根、百辣云等。

性味归经:性温,味辛,归肺、脾、胃经。

用法用量:一般用量3~9克,可煎服、捣汁等。

注意事项:阴虚内热者忌用,晚上尽量少吃生姜。

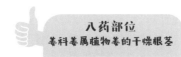

入药部位
姜科姜属植物姜的干燥根茎

荆芥

功效主治

具有祛风解表、透疹消疮、止血的功效。可以用于治疗感冒、头痛、麻疹、风疹、疮疡初起；炒炭治吐血、衄血、便血、崩漏、产后血晕。

植物形态

一年生草本，高 60~90 厘米。茎直立，四棱形，上部多分枝，全株被短柔毛。叶对生，羽状深裂，茎基部的叶裂 5 片。穗状轮伞花序，多密集于枝端，花冠淡紫色。花期 6~8 月，果期 7~9 月。

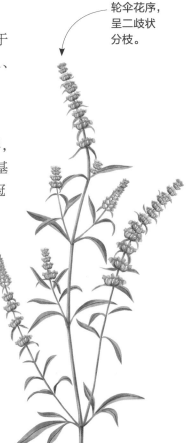

轮伞花序，呈二歧状分枝。

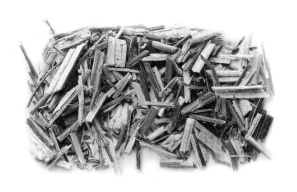

药材性状

干燥的全草，茎方形，四面有纵沟，上部多分枝；表面淡紫红色，被有短柔毛。质轻脆，易折断，断面纤维状，黄白色，中心有白色疏松的髓。花冠多已脱落，只留绿色的萼筒，内有 4 个棕黑色的小坚果。气芳香，以浅紫色、茎细、穗多而密者为佳。

• **治风热感冒**：紫苏、荆芥各 9 克，大青叶、四季青、鸭跖草各 30 克，水煎服，每日 3 次。

中药常识

别名：香荆荠、线荠、四棱杆蒿、假苏等。

性味归经：性微温，味辛，归肺、肝经。

用法用量：一般用量 4.5~9 克，煎服，不宜久煎。

注意事项：表虚自汗、阴虚头痛者忌用。

入药部位
唇形科荆芥属植物荆芥的干燥地上部分

胡荽

功效主治

具有健胃消食、发汗透疹、利尿通便、祛风解毒的功效。可以用于治疗麻疹不透及食物积滞、胃口不开、脱肛等病症。

植物形态

一年生草本。叶互生,2~3回羽状全裂,最终裂片狭线形。复伞形花序顶生,或与叶对生;花小形,白色;花瓣5片,倒卵形。花期4~7月,果期7~9月。

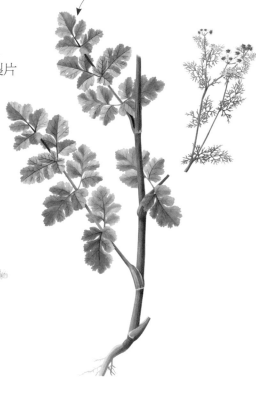

边缘有钝锯。

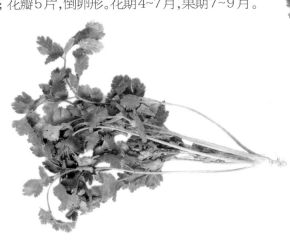

药材性状

干燥的全草,叶多卷缩脱落,呈草黄色;茎亦枯萎,粗约1毫米;根须卷曲,具浓烈的特殊香味。以色带青、香气浓厚者为佳。

• 治痔疮肿疼与脱肛:胡荽适量。水煎,去渣,取汁,用药液熏洗患处。

• 治呃逆:胡荽6克(鲜品加倍),生姜10克。开水冲泡,趁热服。

中药常识

别名:香菜、香荽、胡菜、原荽、园荽、芫荽、芫茜、莞荽等。

性味归经:性温,味辛,归肺、胃经。

用法用量:一般用量3~6克,鲜品加倍,可煎服、外用等。

注意事项:麻疹已透、热毒壅滞者忌用。

入药部位
伞形科芫荽属芫荽的带根全草

辛凉解表药

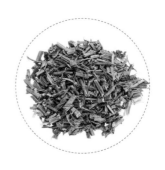

　　辛以散风，凉可祛热，故有发散风热的作用，又称发散风热药。主要用于发热恶寒、头痛目赤、咽痛口渴、舌尖红、苔薄黄、脉浮数的风热表证。

薄荷

功效主治

　　具有疏散风热、清利头目、利咽透疹、疏肝行气的功效。用于治疗风热感冒、头痛目赤、咽喉肿痛、麻疹不透、风疹瘙痒等，还可治疗肝郁气滞、胸闷胁痛等。

植物形态

　　多年生草本。根状茎匍匐，茎方柱形，下部卧地生根，沿棱上被微柔毛，多分枝。叶对生，薄纸质，多长圆状披针形，边缘疏生粗大牙齿状锯齿，通常两面脉上均密生微柔毛。花淡紫色或白色，排成稠密多花的轮伞花序。花期6~8月，果期8~9月。

药材性状

　　干燥全草，黄褐色带紫，或绿色，有节，节间长3~7厘米，上部有对生分枝，表面被白色茸毛，角棱处较密。质脆，易折断，断面类白色，中空。气香，以身干、无根、叶多、色绿、气味浓者为佳。

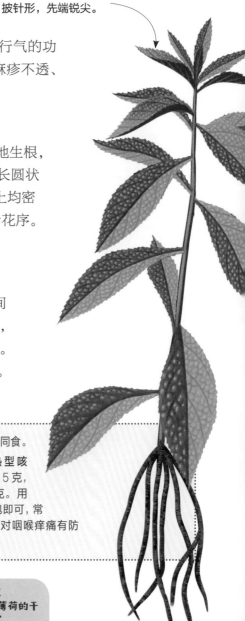

叶片长卵形至椭圆状，披针形，先端锐尖。

中药常识

别名：鱼香草、人丹草、夜息香、鱼香菜、土薄荷等。

性味归经：性凉，味辛，归肺、肝经。

用法用量：一般用量3~6克，煎服（后下）；做菜不限量。

注意事项：阴虚血燥、汗多表虚者忌用。薄荷不可与甲鱼肉同食。

●治风热型咳嗽：薄荷5克，甘草3克。用沸水冲泡即可，常饮此茶，对咽喉痒痛有防治作用。

入药部位
唇形科薄荷属植物薄荷的干燥地上部分

葛根

功效主治

　　葛根生用可解肌退热、透疹、生津，煨用可升阳止泻。主治外感发热头痛及风寒或风热所致的颈项强痛，脾虚泄泻、热泄、热痢及麻疹不透。

植物形态

　　多年生藤本，长达 10 米，全株被黄褐色粗毛。叶互生，有长柄，三出复叶，顶端小叶的柄较长，叶片菱状圆形。总状花序腋生，蝶形花，蓝紫色或紫色，长 15~19 厘米。花期 4~8 月，果期 8~10 月。

顶端小叶的柄较长，叶片菱状圆形。

药材性状

　　呈纵切的长方形厚片或小方块，长 5~35 厘米，厚 0.5~1 厘米。外皮淡棕色，有纵皱纹，粗糙。切面黄白色，纹理不明显，质韧，纤维性强。无臭。

中药常识

别名：甘葛。

性味归经：性凉，味甘、辛，归脾、胃经。

用法用量：煎服，9~15 克。

注意事项：胃虚寒者慎用。

- 腹泻（湿热型）：黄连、黄芩、木香、葛根各 10 克、甘草 5 克。水煎当茶饮。

- 糖尿病（阴虚热盛型）：西洋参 5 克，枸杞子 10 克，生地黄 5 克，葛根 5 克。水煎当茶饮。

入药部位
豆科葛根属植物野葛的干燥根

柴胡

功效主治

能调和表里、疏肝解郁、升举阳气,主治感冒发热、寒热往来、胸胁胀痛、口苦耳聋、疟疾;中气下陷所致的久泻、脱肛、月经不调、子宫脱垂等。

植物形态

多年生草本。叶互生,基生叶先端具突尖,基部渐窄成长柄。复伞形花序顶生或腋生,花瓣5片,黄色,上部向内折。花期7~9月,果期9~10月。

叶呈披针形。

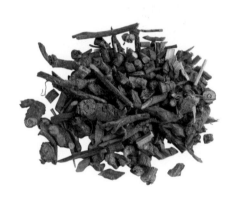

药材性状

圆柱形或长圆锥形,根头膨大,顶端残留3~15个茎基或短纤维状叶基,下部分枝。表面黑褐色或浅棕色,具纵皱纹、支根痕及皮孔。质硬而韧,不易折断,断面显纤维性,皮部浅棕色,木部黄白色。气微香。

• **治伤寒少阳证**:柴胡、黄芩、人参、炙甘草、半夏、生姜各9克,大枣4枚。水煎,去渣,温服,每日3服。

• **治慢性肝炎**:柴胡、丹参各5克,五味子、灵芝各10克,大枣5枚。水煎代茶饮。

> **中药常识**
>
> **别名**:地熏、芷胡、山菜、茹草、柴草等。
>
> **性味归经**:性微寒,味苦、辛,归肝、胆经。
>
> **用法用量**:煎服,3~9克。生用解表退热,醋炙疏肝解郁,升阳用量宜轻。
>
> **注意事项**:真阴亏损,肝阳上升者忌用。

入药部位
伞形科植物柴胡的干燥根

菊花

功效主治

能疏散风热、清肝明目、清热解毒，主治风热感冒、头痛眩晕、目赤肿痛、疮癣、中毒。疏散风热宜用黄菊花，平肝清肝宜用白菊花。

植物形态

多年生草本，全体密被白色茸毛。叶互生，卵形或卵状披针形。头状花序顶生或腋生；总苞半球形，苞片 3~4 层。花期 9~11 月。

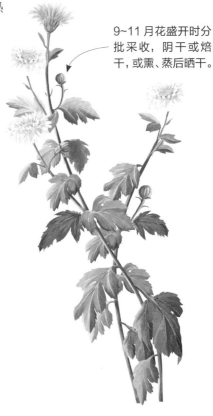

9~11 月花盛开时分批采收，阴干或焙干，或熏、蒸后晒干。

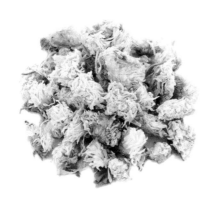

药材性状

干燥头状花序，外层为数层舌状花，呈扁平花瓣状，中心由多数管状花聚合而成，基部有总苞，系由 3~4 层苞片组成。气清香，以花朵完整、颜色鲜艳、气清香、无杂质者为佳。药材按产地和加工方法不同，分为"亳菊"、"滁菊"、"贡菊"、"杭菊"，特性略有差异。

- **治麦粒肿**：菊花 9 克。加水煎煮。头煎内服，二煎放凉后洗患处，每日 2 次。
- **治产后腹痛**：菊花根 3 个。洗净捣汁，开水泡服，或加红糖及适量开水冲服。

中药常识

别名：寿客、金英、黄华、秋菊、陶菊等。

性味归经：性微寒，味辛、甘、苦，归肺、肝经。

用法用量：煎服，5~9 克，亦可泡茶。

注意事项：气虚胃寒、食少泄泻者慎用。

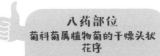

入药部位
菊科菊属植物菊的干燥头状花序

桑叶

功效主治

　　具有疏散风热、清肺润燥、平抑肝阳、清肝明目、凉血止血的功效。可以用于治疗风热感冒、风热犯肺引起的肺热咳嗽、风热引起的目赤涩痛以及肝阳上亢眩晕等。

植物形态

　　落叶乔木，植物体含乳液。树皮黄褐色，枝灰白色或灰黄色。叶互生，卵形或椭圆形。花单性，花黄绿色，与叶同时开放。花期4~5月，果期6~7月。

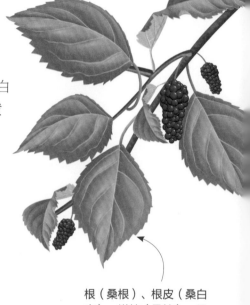

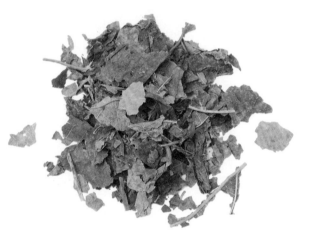

根（桑根）、根皮（桑白皮）、嫩枝（桑枝）、果穗（桑葚）亦供药用。

药材性状

　　多皱缩、破碎。完整者有柄，叶片展平后呈卵形或宽卵形，先端渐尖，基部圆形或心形，边缘有锯齿或钝锯齿，有的不规则分裂。上表面黄绿色或浅黄棕色，下表面颜色稍浅。质脆，气微。

　　• **养阴解表**：桑叶12克，百合30克，麦冬9克，杏仁10克。加水煎煮服用。

　　• **防秋燥**：菊花10克，桑叶、枇杷叶各5克。研成粗末，用开水冲泡代茶饮。

中药常识

别名：霜桑叶、双叶、双桑叶、童桑叶、神仙叶等。

性味归经：性寒，味苦、甘，归肺、肝经。

用法用量：桑叶鲜用或干制后使用皆可，鲜桑叶用量可到60克，干桑叶一般用量5~9克，煎服。

注意事项：不可食用过量。

入药部位
桑科植物桑的干燥叶

升麻

功效主治

　　解表透疹、清热解毒、升举阳气，主治风热表证、头痛、咽喉肿痛、口疮、麻疹不透；中气下陷引起的久泻久痢、脱肛，妇女崩漏，子宫脱垂。

植物形态

　　多年生草本。根茎呈不规则块状，茎直立，上部有分枝。叶为羽状复叶。复总状花序有分枝，花是白色或绿白色，无花瓣，雄蕊数量多。花期7~8月，果期9月。

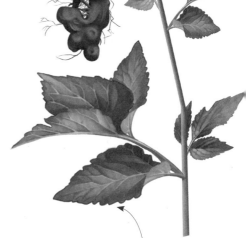

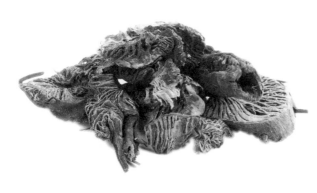

叶缘有锯齿。

药材性状

　　为不规则的长形块状，多分枝，呈结节状。表面黑褐色或棕褐色，粗糙不平，有坚硬的细须根残留，上面有数个圆形空洞的茎基痕，洞内壁显网状沟纹；下面凹凸不平，具须根痕。体轻，质坚硬，不易折断，断面不平坦，有裂隙，纤维性，黄绿色或淡黄白色。气微。

　　● **治便秘**：升麻3克，肉苁蓉、瓜蒌仁各15克，炒枳壳9克，郁李仁6克，怀牛膝、火麻仁各12克。用清水煎煮，趁温饮服，每日2次，有润肠通便作用。

中药常识

别名：莽牛卡架、桂圆根、窟窿牙根等。

性味归经：性微寒，味辛、微甘，归肺、脾、胃、大肠经。

用法用量：煎服，3~9克。

注意事项：麻疹已透、阴虚火旺及阴虚阳亢者忌用。

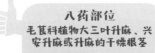

八药部位
毛茛科植物大三叶升麻、兴安升麻或升麻的干燥根茎

第二章
清热类中药

凡以清解里热为主要作用的中药材,称清热药。清热药药性大多寒凉,少数平而偏凉,味多苦,或甘,或辛,或咸。功能是清热、泻火、凉血、解热毒、退虚热,兼能燥湿、利湿、滋阴、发表等。中药中清热药又分为清热泻火药、清热解毒药、清热燥湿药、清热凉血药、清退虚热药。

清热泻火药

清热泻火药以清泄气分邪热为主，通常用于热病邪入气分而见高热、烦渴、汗出、甚或者神昏谵语、脉象洪大等气分实热证。

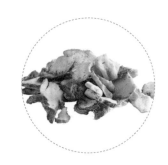

知母

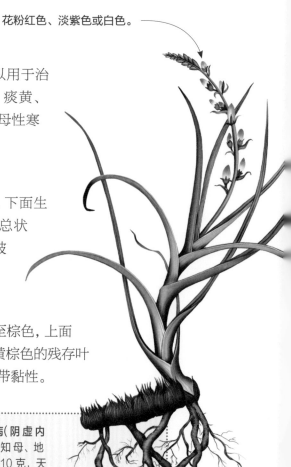

花粉红色、淡紫色或白色。

功效主治

具有清热泻火、滋阴润燥的功效。可以用于治疗热病高热、烦躁、口渴等症；肺热燥咳、痰黄、发热等；虚劳发热、阴虚内热和消渴等。知母性寒质润，有滑肠作用。

植物形态

多年生草本，全株无毛。根状茎肥厚，下面生有多数肉质须根。叶先端渐尖而近丝状；总状花序较长，花粉红色、淡紫色至白色，花被片条形。花期5~8月，果期8~9月。

药材性状

呈长条状，微弯曲，略扁。表面黄棕色至棕色，上面有一凹沟，具紧密排列的环状节，节上密生黄棕色的残存叶基。质硬，易折断，断面黄白色。气微，嚼之带黏性。

中药常识

别名：连母、水须、穿地龙、虫氏母、地参等。

性味归经：性寒，味苦、甘，归肺、胃、肾经。

用法用量：一般用量为6~12克，煎服。

注意事项：脾胃虚寒，大便溏泄者忌用。

• **糖尿病（阴虚热盛型）：**知母、麦冬、党参各10克，石膏30克，元参12克，生地黄18克。水煎服，每日1剂。

• **糖尿病（阴虚内热型）：**知母、地骨皮各10克，天冬、麦冬、天花粉、大米各20克，生甘草8克。水煎当茶饮，每日1剂。

• **更年期综合征：**知母、熟地黄、龟板、鳖甲各10克，生地黄20克，水煎当茶饮。

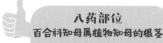

八药部位
百合科知母属植物知母的根茎

决明子

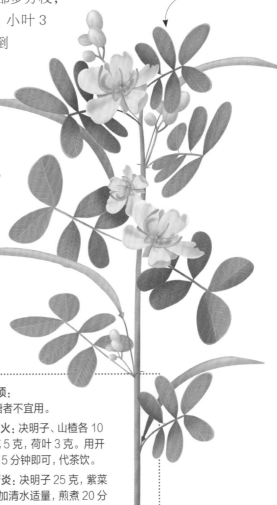

功效主治

具有清热明目、润肠通便的功效。可以用于治疗肝热或风热上攻所致目赤肿痛；肝阳上亢之头痛、眩晕；热结肠内所致大便干结、习惯性便秘。

植物形态

一年生草本，高约 1 米。茎直立，上部多分枝，全株被短柔毛。叶互生，偶数羽状复叶；小叶 3 对，倒卵形。花腋生，成对；花瓣 5 片，倒卵形或椭圆形，具短爪，黄色。花期 6~8 月，果期 9~10 月。

叶片线形。

药材性状

略呈棱方形或短圆柱形，两端平行倾斜。表面绿棕色或暗棕色，平滑有光泽。一端较平坦，另端斜尖，背腹面各有一条突起的棱线，棱线两侧各有一条斜向对称而色较浅的线形凹纹。质坚硬，不易破碎，种皮薄。气微。

中药常识

别名：羊明、羊角、还瞳子、狗屎豆、假绿豆、马蹄子、芹决、羊角豆、野青豆、猪骨明、夜拉子、羊尾豆等。

性味归经：性微寒，味甘、苦、咸，归肝、大肠经。

用法用量：一般用量 10~15 克，大剂量可用到 30 克，煎服。

注意事项：
气虚便溏者不宜用。

● 清肝泻火：决明子、山楂各 10 克，槐花 5 克，荷叶 3 克。用开水冲泡 15 分钟即可，代茶饮。

● 治气管炎：决明子 25 克，紫菜 30 克。加清水适量，煎煮 20 分钟，取汁服用。

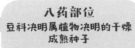

入药部位
豆科决明属植物决明的干燥成熟种子

夏枯草

功效主治

清肝、散结、消肿,主治瘰疬(luǒ lì)、瘿瘤、乳痈肿痛、乳癌、眼珠夜痛、流泪不止、头昏目眩、口眼歪斜、筋骨疼痛。

植物形态

多年生草本。叶对生,近基部的叶有柄,上部叶无柄;叶片椭圆状披针形,全缘或略有锯齿。轮伞花序顶生,呈穗状,花冠紫色、蓝紫色或红紫色。花期5~6月,果期6~7月。

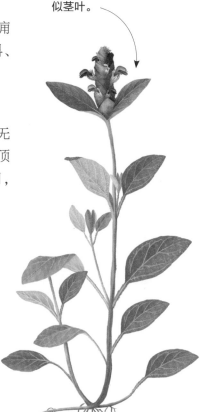

花序下方的一对苞叶似茎叶。

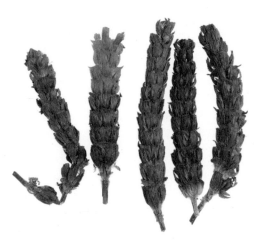

药材性状

棒状,略扁,长1.5~8厘米,淡棕色至棕红色。全穗由数轮至10数轮宿萼与苞片组成,每轮有对生苞片2片,呈扇形,先端尖尾状,脉纹明显,外表面有白毛。每一苞片内有花3朵,花冠多已脱落。体轻,气微。

● **治高血压**:夏枯草、女贞子各10克,菊花5克。水煎服,每日1剂。

● **理气散瘀**:夏枯草、当归、香附各10克,大米50克。加清水适量煎20分钟,取汁加入大米,共煮成粥,加红糖调味,每周2次。

中药常识

别名:燕面、麦夏枯、灯笼头、羊肠菜等。

性味归经:性寒,味辛、苦,归肝、胆经。

用法用量:煎服,9~15克;或熬膏用。

注意事项:脾胃虚弱者慎用。

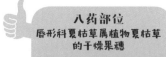

入药部位
唇形科夏枯草属植物夏枯草的干燥果穗

栀子

功效主治

具有泻火除烦、清热利湿、凉血解毒的功效。可以用于治疗外感热病引起的心胸烦闷不眠、高热烦躁、温热黄疸，血热妄行引起的吐血、鼻出血等。

花单朵生于枝顶。

植物形态

常绿灌木。叶对生或三叶轮生，革质，长圆状披针形或卵状披针形。花单生，大型，白色，极香，花冠旋卷。花期5~7月，果期8~11月。

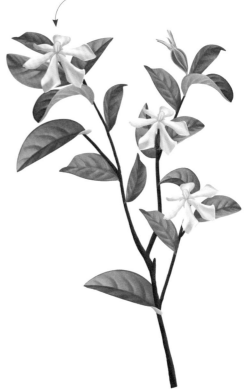

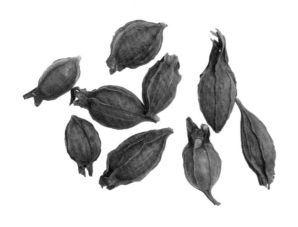

药材性状

呈长卵圆形或椭圆形，表面红黄色或棕红色，具6条翅状纵棱，棱间常有一条明显的纵脉纹，并有分枝。顶端残存萼片，基部稍尖，有残留果梗。果皮薄而脆，略有光泽。种子多数，扁卵圆形，集结成团，深红色或红黄色，表面密具细小疣状突起。气微。

• **治热病心烦，烦躁不安**：栀子9克，香豉4克。先煎栀子，再入香豉，再煎，去渣，分2次服用。

• **治身热、发黄、心烦、口渴、苔黄**：栀子10克，炙甘草3克，黄柏6克。水煎，去渣，温服。

中药常识

别名：木丹、鲜支、卮子、支子、越桃、山栀子、枝子、黄鸡子等。

性味归经：性寒，味甘、苦，归肺、肝、三焦经。

用法用量：一般用量5~10克，煎服或研末外敷。

注意事项：脾虚便溏者忌用。

八药部位
茜草科栀子属植物栀子的干燥成熟果实

清热解毒药

本类药物性味多属寒凉,清热之中更长于解毒,具有清解火热毒邪的作用。适用于治疗痈肿疔疮,丹毒,瘟毒发斑,痄腮,咽喉肿痛,热毒下痢,癌肿,水火烫伤以及时疫热病等。

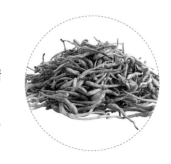

金银花

功效主治

具有清热解毒、疏散风热的功效。可以用于治疗外感风热或温病初起的表证未解,里热又盛、疮痈肿毒、咽喉肿痛;热毒引起的泻痢便血。

植物形态

多年生半常绿缠绕木质藤本。茎中空,多分枝,幼枝密被短柔毛和腺毛。叶对生,叶纸质,叶片卵形、长圆卵形或卵状披针形。花成对腋生,花初开时为白色,2~3天后变金黄色。花期4~7月,果期6~11月。

药材性状

呈棒状,上粗下细,略弯曲。表面黄白色或绿白色,密被短柔毛。花萼绿色,先端5裂,裂片有毛,开放者花冠筒状,先端二唇形。气清香。

具有大型的叶状苞片。

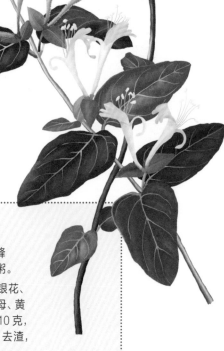

中药常识

别名:忍冬、忍冬花、金花、银花、双苞花、二宝花、金藤花、苏花、鹭鸶花等。

性味归经:性寒,味甘,归肺、心、胃经。

用法用量:一般用量6~15克,煎服。

注意事项:脾胃虚寒及气虚疮疡脓清者忌用。不可与寒凉的食物同食,易损伤人体阳气。

• 治婴幼儿湿疹:金银花、杏仁、绿豆、糯米、蜂蜜各适量,一起煮粥。

• 治慢性咽炎:金银花、玄参各15克,知母、黄芩、桔梗、甘草各10克,蜂蜜适量。水煎,去渣,代茶饮,时时饮之。

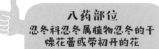

入药部位
忍冬科忍冬属植物忍冬的干燥花蕾或带初开的花

连翘

功效主治

　　具有清热解毒、消肿散结、疏散风热的功效。可以用于治疗风热感冒、发热、心烦、咽喉肿痛、斑疹、丹毒、瘰疬、痈疮肿毒、热淋、急性肾炎等。

植物形态

　　落叶灌木，高2~4米。枝开展或伸长，稍带蔓性，常着地生根。单叶对生，或成为3小叶，叶片多卵形、长卵形，边缘有不整齐的锯齿。花先于叶开放，腋生，黄色，4片。花期3~5月，果期7~8月。

药材性状

　　呈长卵形至卵形，稍扁，表面有不规则的纵皱纹及多数凸起的小斑点，两面各有1条明显的纵沟。青翘多不开裂，表面绿褐色，凸起的灰白色小斑点较少，质硬；老翘自顶端开裂或裂成两瓣，表面黄棕色或红棕色，内表面多为浅黄棕色，平滑，质脆。气微香。

花先于叶开放，花有4瓣。

中药常识

别名：黄花条、连壳、青翘、落翘、黄奇丹等。

性味归经：性微寒，味苦，归肺、心、小肠经。

用法用量：煎服，6~15克。

注意事项：脾胃虚寒及气虚脓清者不宜服用。

● 治小儿发热：连翘、防风、炙甘草、山栀子各6克。将以上四味中药研成细末，每服10克，水煎，去渣，温服。

● 治乳腺炎：连翘、野菊花各15克，蒲公英30克，王不留行9克。水煎服，每日1剂。

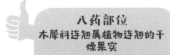

八药部位
木犀科连翘属植物连翘的干燥果实

穿心莲

功效主治

　　具有清热解毒、凉血消肿燥湿的功效。可以用于治疗感冒发热、咽喉肿痛、口舌生疮、肺热咳喘、湿热泻痢、热淋涩痛、痈疮肿疡、毒蛇咬伤等。

植物形态

　　一年生草本。茎具4棱，多分枝，节处稍膨大。叶对生，披针形或长椭圆形。总状花序顶生和腋生，集成大型的圆锥花序，花冠淡紫色。花期9~10月，果期10~11月。

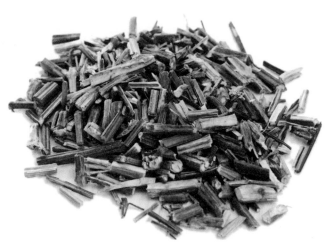

叶成对生长。

药材性状

　　茎呈方柱形，多分枝，长50~70厘米，节稍膨大；质脆，易折断。叶片皱缩、易碎，完整者展开后呈披针形或卵状披针形；上表面绿色，下表面灰绿色，两面光滑。气微。

　　●**治细菌性痢疾**：穿心莲9克，木香、甘草各10克。用清水煎煮后当茶饮。

　　●**治湿疹、烧烫伤**：穿心莲30克，茶油适量。穿心莲研成细末，与茶油调和，涂抹于患处。

中药常识

别名：春莲秋柳、一见喜、榄核莲、苦胆草等。

性味归经：性寒，味苦，归心、肺、大肠、膀胱经。

用法用量：煎服，6~9克，易致呕吐；也可入丸、入散；外用适量。

注意事项：脾胃虚寒者不宜用。

入药部位
爵床科穿心莲属植物穿心莲的干燥地上部分

板蓝根

功效主治

　　具有清热解毒、凉血、利咽的功效。可以用于治疗外感风热或温病初起、发热、头痛、咽喉肿痛、口咽干燥及急性扁桃体炎、腮腺炎等。

植物形态

　　多年生草本。叶对生，叶片倒卵状椭圆形或卵状椭圆形。花无梗，成疏生的穗状花序，显淡紫色。花期 6~10 月，果期 7~11 月。

花小，无苞，花梗细长。

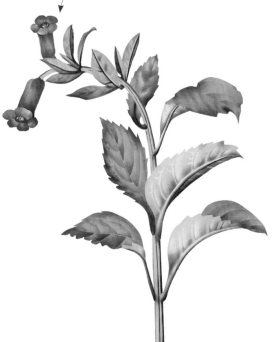

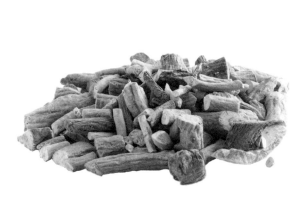

药材性状

　　呈圆柱形，稍扭曲，表面淡灰黄色或淡棕黄色，有纵皱纹及支根痕，皮孔横长。根头略膨大，可见暗绿色或暗棕色轮状排列的叶柄残基和密集的疣状突起。体实，质略软，断面皮部黄白色，木部黄色。气微。

- **治肝炎**：板蓝根 15 克。水煎服。
- **增强免疫力**：板蓝根 8 克，猪腱子 60 克，大枣数枚，盐适量。小火煮 3 个小时即可。

中药常识

别名：靛青根、蓝靛根、大青根等。

性味归经：性寒，味苦，归心、胃经。

用法用量：一般用量为 9~15 克，煎服。

注意事项：体虚而无实火热毒者忌用。脾胃虚寒者慎用。

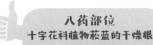

入药部位
十字花科植物菘蓝的干燥根

大青叶

功效主治

　　清热解毒、凉血消斑，主治温病热盛烦渴、流行性感冒、急性传染性肝炎、菌痢、急性胃肠炎、急性肺炎、吐血、黄疸、痢疾、喉痹、口疮、鼻出血等。

花序排列
紧密。

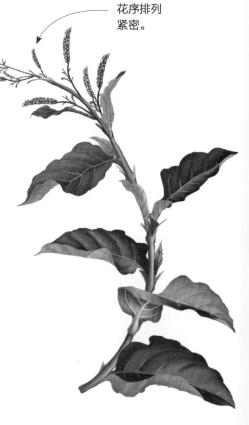

植物形态

　　二年生草本。单叶互生，叶片卵形。穗状花序，花小，淡红色。花期7~9月，果期8~10月。

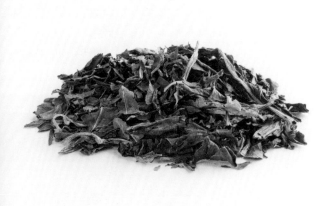

药材性状

　　多皱缩卷曲，有的破碎。完整叶片展平后呈长椭圆形至长圆状倒披针形；上表面暗灰绿色，有的可见色较深稍突起的小点；先端钝，全缘或微波状，基部狭窄下延至叶柄呈翼状。质脆，气微。

　　• 治咽喉唇肿，口舌糜烂，口干面热：大青叶、升麻、大黄各100克，生地黄150克。将以上四味中药研成细末，每服10克，水煎，去渣，温服。

　　• 治小儿高热：大青叶适量。大青叶研成细末，每次1.5克，每日3次。

中药常识

别名：蓝叶、蓝菜等。

性味归经：性寒，味苦、咸，入心、肝、脾、胃经。

用法用量：煎服，干品9~15克，鲜品30~60克；外用适量。

注意事项：脾胃虚寒者忌用。

入药部位
十字花科植物菘蓝的干燥叶

土茯苓

功效主治

具有解毒、除湿、通利关节的功效，主治梅毒、淋浊、脚气、疔疮、痈肿、瘰疬及汞中毒所致的肢体拘挛、筋骨疼痛等。

植物形态

攀援状灌木。根状茎粗厚，有明显结节，着生多数须根，茎无刺。单叶互生，花单性，雌雄异株；伞形花序腋生，花序梗极短；花小，白色，花瓣 6 片。花期 7~8 月，果期 9~10 月。

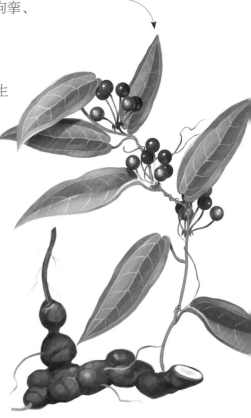

叶柄略呈翅状。

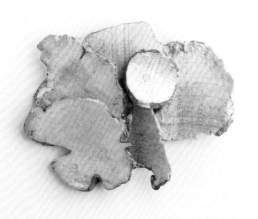

药材性状

略呈圆柱形，稍扁或呈不规则条块，有结节状隆起。表面黄棕色或灰褐色，凹凸不平。切片呈长圆形或不规则，厚 1~5 毫米，边缘不整齐；切面类白色至淡红棕色，粉性，质略韧，折断时有粉尘飞扬，以水湿润后有黏滑感。无臭。

- **治梅疮毒**：土茯苓 30 克，水和白酒各一半。煎服。
- **治皮炎**：土茯苓 60 克。水煎，当茶饮。

中药常识

别名：白余粮、刺猪苓、过山龙、仙遗粮、冷饭团等。

性味归经：性平，味甘、淡，归肝、胃经。

用法用量：煎服，15~60 克，也可外用，适量。

注意事项：肝肾阴虚者慎用。服药时忌茶水。

八药部位
百合科植物光叶菝葜（bá qiā）的干燥块茎

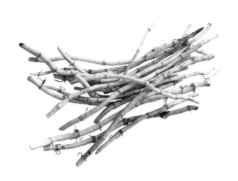
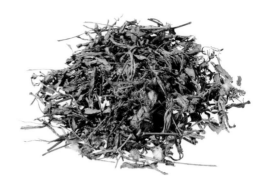

鱼腥草

功效主治

具有清热解毒、消痈排脓、利尿通淋的功效。可以用于治疗肺痈吐脓、痰热喘咳、热痢、痈肿疮毒、热淋、肺炎、疟疾、水肿、淋病、痔疮、湿疹等。

植物形态

多年生草本，有腥臭气。叶互生，心形或阔卵形。穗状花序生于茎顶，与叶对生，基部有白色花瓣状苞片4枚；花小，无花被。花期5~8月，果期7~10月。

• **治痢疾**：鱼腥草20克，山楂炭10克。水煎加蜜糖服。

• **治热淋、白浊、白带**：鱼腥草25克。水煎服。

中药常识

别名：折耳根、臭菜、侧耳根、臭根草、臭灵丹、朱皮拱。

性味归经：性微寒，味辛，归肺经。

用法用量：一般用量15~25克，可煎服、捣汁、煎水洗等。

注意事项：虚寒症者忌用。

蒲公英

功效主治

具有清热解毒、消肿散结、利湿通淋的功效。可以用于治疗痈肿疔毒、乳痈肿痛、热淋涩痛、湿热黄疸等。还可以清肝明目，治疗肝火上炎引起的目毒肿痛。

植物形态

花单个生于顶端，花茎上部长满白色丝状毛。花冠黄色，花瓣舌状。叶生于底部，排成莲座状，边缘浅裂或作不规则羽状分裂。果实外面长满白色冠毛。

• **治热淋、小便短赤**：蒲公英、玉米须各15克。水煎，去渣，代茶饮。

中药常识

别名：蒲公草、婆婆丁、尿床草等。

性味归经：性寒，味苦、甘，归肝、胃经。

用法用量：一般用量9~15克，可煎服、外敷，煎水洗等。

注意事项：阳虚外寒、脾胃虚弱者忌用。用量过大可致腹泻。

入药部位
三白草科蕺（jí）菜属植物蕺菜的干燥地上部分

入药部位
菊科蒲公英属植物蒲公英的干燥全草

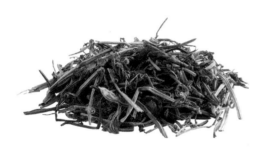
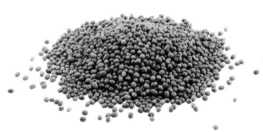

紫花地丁

功效主治

有清热解毒、凉血消肿的功效。可以用于治疗疗疮肿毒、毒蛇咬伤及痢疾、乳腺炎、目赤肿痛、咽炎；外敷可治跌打损伤、痈肿等。

植物形态

多年生草本。无地上茎，根状茎短，垂直，淡褐色。枝叶多数，基生，莲座状。花朵中等大，花瓣5片，紫色或淡紫色。花期4~9月，果期5~10月。

● **治麦粒肿**：紫花地丁、金银花、大青叶、蒲公英各25克、板蓝根各15克。水煎服，每日1剂。

● **治黄疸内热**：紫花地丁适量。研末，每服15克，白酒送服。

中药常识

别名：铧(huá)头草、光瓣堇(jǐn)菜。

性味归经：性寒，味苦、辛，归心、肝经。

用法用量：一般用量15~30克，可煎服、外用等。

注意事项：体质虚寒者忌服。

绿豆

功效主治

具有清热解毒、消暑、利水的功效。可以用于治疗暑热烦渴、感冒发热、痰热哮喘、头痛目赤、口舌生疮、水肿尿少、疮疡痈肿、药物及食物中毒等。

植物形态

小叶3片，叶阔卵形至棱状卵形，侧生小叶偏斜。总状花序腋生；苞片卵形或卵状长椭圆形，有长硬毛；花绿黄色。花期6~7月，果期8月。

● **醒酒**：绿豆30克，甘草10克，红糖适量。绿豆、甘草洗净，放入砂锅中，加入清水和红糖煮粥。

中药常识

别名：青小豆、菉豆、植豆等。

性味归经：性寒，味甘，归心、胃经。

用法用量：一般用量15~30克，可煎服、外用等。

注意事项：脾胃虚寒者忌服。

八药部位
堇菜科堇菜属植物紫花地丁的干燥全草

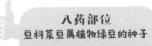

八药部位
豆科菜豆属植物绿豆的种子

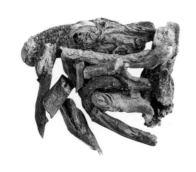

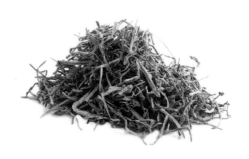

白头翁

功效主治

　　具有清热解毒、凉血止痢的功效。可以用于治疗热毒痢疾、疮痈肿毒及血痔、带下、阴痒等。

植物形态

　　多年生草本，全株密被白色茸毛。基生叶4~5片，中央裂片通常有柄。花单生，蓝紫色。花期4~5月，果期5~6月。

　　● 清热解毒：白头翁30克，黄连10克，大米50克。水煎白头翁和黄连，去渣，取汁，将大米放入药汁中煮粥，每天1次。

　　● 治温疟发作：白头翁30克，柴胡、半夏、黄芩、槟榔各6克，甘草2克。水煎服。

中药常识

别名： 毛姑朵花、老婆子花、老公花等。

性味归经： 性寒，味苦，归胃、大肠经。

用法用量： 一般用量9~15克，鲜品15~30克，可煎服、外用等。

注意事项： 虚寒泻痢者忌用。

入药部位
毛茛科白头翁属植物白头翁的根

半边莲

功效主治

　　具有清热解毒、利水消肿的功效。可以用于治疗毒蛇咬伤、痈肿疔疮、扁桃体炎、湿疹、足癣、跌打损伤以及湿热黄疸、阑尾炎、肠炎、肾炎、肝硬化腹水。

植物形态

　　多年生蔓生草本。茎细长，折断时有黏性乳汁渗出，多节，节上有互生的叶或枝。叶绿色，无柄；多数呈披针形。花单生于叶腋，有细长的花柄；花萼绿色，花冠浅紫色。花期5~8月，果期8~10月。

　　● 治黄疸：半边莲、白茅根各30克。半边莲和白茅根洗净，水煎，去渣，分两次温服。

中药常识

别名： 急解索、半边花、细米草、蛇舌草等。

性味归经： 性平，味辛，归心、小肠、肺经。

用法用量： 用量10~15克，鲜品30~60克，可煎服、外用等。

注意事项： 虚证水肿者忌用。

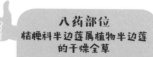

入药部位
桔梗科半边莲属植物半边莲的干燥全草

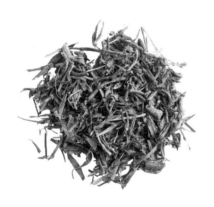

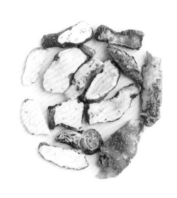

马齿苋

功效主治

　　具有清热解毒、凉血止血、止痢的功效。可以用于治疗痢疾、肠炎、肾炎、产后子宫出血、便血、乳腺炎等。

植物形态

　　一年生草本。茎圆柱形，多分枝，向阳面常带淡褐红色。叶互生或近对生，倒卵形、长圆形或匙形。花常 3~5 朵簇生于枝端；花瓣 5 片，淡黄色，倒卵形。花期 5~8 月，果期 7~10 月。

●**治肛门肿痛**：马齿苋、三叶酸草各 30 克。水煎，去渣，取汁，用药液熏洗患处，每日两次。

重楼

功效主治

　　具有清热解毒、消肿止痛、凉肝定惊的功效，可治疗疔肿痈肿、毒蛇咬伤、跌扑伤痛、惊风抽搐。

植物形态

　　多年生草本。根状茎粗壮，圆锥状或圆柱状。叶 7~10 片，轮生于茎顶。花单生于茎顶，在轮生叶片上端；外轮花被片形大，似叶状，内轮花被片（花瓣）退化呈线状。花期 7~8 月，果期 9~10 月。

●**治疮痈疔毒**：重楼 10 克，蒲公英、金银花各 15 克，水煎服。

中药常识

别名：马苋、麻绳菜、马齿菜、马生菜等。

性味归经：性寒，味酸，归肝、大肠经。

用法用量：一般用量 9~15 克，鲜品 30~60 克，可煎服、外敷等。

注意事项：脾胃虚寒、肠滑泄泻者忌用。

中药常识

别名：蚤休、七叶一枝花、草河车、独脚莲等。

性味归经：性微寒，味苦，归肝经。

用法用量：煎服，3~9 克；外用适量，捣汁或研末。

注意事项：体虚、无实火热毒、阴证外疡者及孕妇均忌用。

入药部位
马齿苋科马齿苋属植物马齿苋的干燥地上部分

入药部位
百合科重楼属植物七叶一枝花的根茎

清热燥湿药

清热燥湿药的性味多苦寒，苦能燥湿，寒能清热，用于湿热内蕴或湿邪化热的症候，如心烦口苦、小便短赤、泄泻、痢疾、黄疸、关节肿痛、耳肿疼痛流脓等病症。

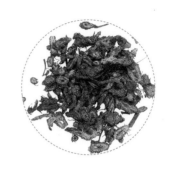

黄连

功效主治

具有清热燥湿、泻火解毒的功效。可以用于治疗湿热内蕴、肠胃湿热导致的呕吐、泻痢等，此外还能治疗温病高热、口渴烦躁、血热吐衄以及热毒疮疡、消渴等。外治湿疹、湿疮、耳道流脓。

植物形态

多年生草本。根茎黄色，常分枝，密生须根。叶基生，无毛；叶片稍带革质，卵状三角形。花茎 1~2 厘米，与叶等长或更长。花期 2~4 月，果期 3~6 月。

药材性状

多集聚成簇，常弯曲，形如鸡爪。表面灰黄色或黄褐色，粗糙，有不规则结节状隆起、须根及须根残基。上部多残留褐色鳞叶，顶端常留有残余的茎或叶柄。质硬，断面不整齐。气微。

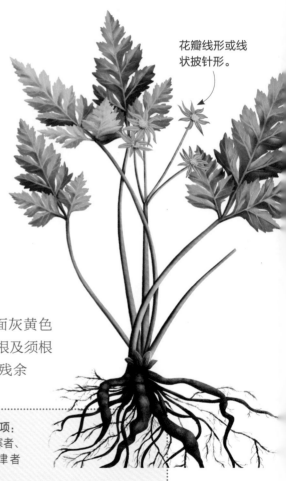

花瓣线形或线状披针形。

中药常识

别名：川连、姜连、姜川连、姜制黄连、萸连、萸黄连等。

性味归经：性寒，味苦，归心、脾、胃、肝、胆、大肠经。

用法用量：一般用量 2~5 克，可煎服、外用等。

注意事项：
脾胃虚寒者、阴虚伤津者忌用。

•治阴虚火旺型失眠：
黄连 1 克，合欢花、夜交藤各 5 克，郁金 3 克。水煎服，每日睡前服。

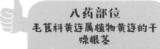

入药部位
毛茛科黄连属植物黄连的干燥根茎

黄芩

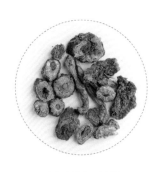

功效主治

　　具有泻实火、除湿热、止血安胎的功效。主治烦热消渴、肺热咳嗽、湿热泻痢、黄疸、吐血、鼻出血、崩漏、带下、目赤肿痛、胎动不安、痈疮肿毒。

植物形态

　　多年生草本，高 15~30 厘米。主根粗壮，略呈圆锥形，棕褐色。茎四棱形，具细条纹。叶对生，披针形至条状披针形，全缘，下面密被下陷的腺点。总状花序顶生，花偏生于花序一侧；花冠紫色、紫红色至蓝紫色。花期 7~8 月，果期8~9 月。

叶坚纸质，基部
圆形。

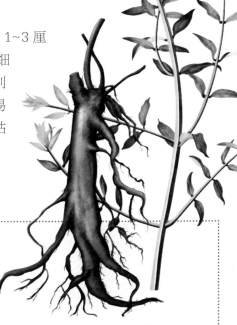

药材性状

　　呈圆锥形，扭曲，长 8~25 厘米，直径 1~3 厘米。表面棕黄色或深黄色，有稀疏的疣状细根痕，上部较粗糙，有扭曲的纵皱或不规则的网纹，下部有顺纹和细皱。质硬而脆，易折断，断面黄色，中间红棕色；老根中心枯朽状或中空，呈暗棕色或棕黑色。气微。

中药常识

别名：山茶根、土金茶根、子芩、宿芩等。

性味归经：性寒，味苦，归肺、胆、脾、大肠、小肠经。

用法用量：煎服，3~10 克。清热多生用，安胎多炒用，止血多炭用，清上焦热多酒炙用。

注意事项：脾胃虚寒、食少便溏者禁用。

• **治热泻热痢，泻下赤白，腹痛里急，肛门灼热**：黄芩、芍药各 9 克，炙甘草 3 克，大枣 4 枚。水煎，去渣，温服，早、晚各一服。

• **发热头痛、全身酸痛**：黄芩、柴胡各 10 克，水煎取汁，加大米煮为稀粥，待熟时调入白糖，再煮一二沸即可。每日 1 剂，连续 5~7 日。

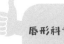
八药部位
唇形科黄芩属植物黄芩的
干燥根

黄柏

功效主治

　　具有清热燥湿、泻火解毒的功效。可以用于治疗湿热泻痢、消渴、黄疸、梦遗、淋浊、痔疮、便血、白带、骨蒸痨热、热痹、热淋、目赤肿痛、口舌生疮、疮疡肿毒。

植物形态

　　落叶乔木。树皮外层灰色，表面有纵向沟裂，内皮鲜黄色。叶对生，奇数羽状复叶。花序圆锥状，花单性，较小。花期5~6月，果期9~10月。

小叶柄短，小叶片多长圆状披针形。

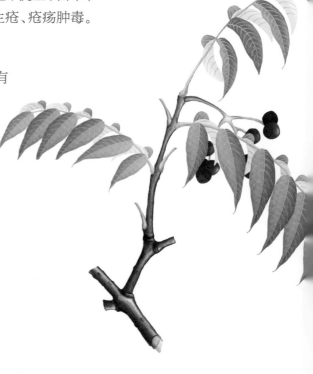

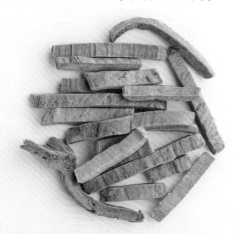

药材性状

　　外表面黄绿色或淡棕黄色，较平坦，有不规则的纵裂纹，皮孔痕小而少见，偶有灰白色的粗皮残留。内表面黄色或黄棕色。体轻，质较硬，断面鲜黄色或黄绿色。

- 治痢疾：黄柏50克，黄连10克。共研细末混匀，水泛为丸。每次6克，每日服2次。

- 治脱发：黄柏、当归各60克，侧柏叶、桑葚各12克。焙干研细末，炼蜜为丸，如梧桐子大。每次9丸，早、晚各服1次，20天为1个疗程。

中药常识

别名：黄檗(bò)、元柏、檗木、檗皮等。

性味归经：性寒，味苦，归肾、膀胱、大肠经。

用法用量：一般用量3~12克，可煎服、外用等。

注意事项：脾虚泄泻、胃弱食少者忌用。

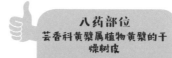

八药部位
芸香科黄檗属植物黄檗的干燥树皮

龙胆

功效主治

具有清下焦湿热、泻肝胆实火的功效。主治肝经热盛、惊痫狂躁；肝火所致的头痛目赤、咽痛、胁痛口苦以及黄疸、热痢、痈肿疮疡、阴囊肿痛、阴部瘙痒。

植物形态

多年生草本。根茎短，簇生多数细长的根。叶对生，基部叶甚小，鳞片状。花无梗，数朵成束，花冠深蓝色至蓝色，钟形。花期9~10月。

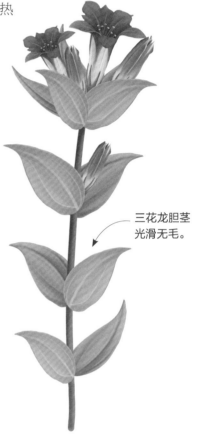

三花龙胆茎光滑无毛。

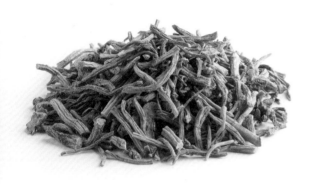

药材性状

干燥根茎为不规则块状，表面暗灰棕色或深棕色，皱缩，有横纹，上端具茎痕或残留茎基。质坚韧，难折断。断面略平坦，黄棕色。气微弱。以根条粗长、黄色或黄棕色、无碎断者为佳；根条细短及根条少、色红黄者质次。

• **治带状疱疹**：龙胆、车前子、木通、生地黄、栀子、黄芩各5克，泽泻12克，当归3克，柴胡、甘草各6克。水煎，去渣，温服，每日1剂。

中药常识

别名：苦地胆、地胆头、磨地胆、鹿耳草等。

性味归经：性寒，味苦，归肝、胆经。

用法用量：煎服，3~6克。

注意事项：脾胃虚弱泄泻及无湿热实火者忌用，勿空腹服用。

入药部位
为龙胆科龙胆属植物龙胆或三花龙胆的干燥根及根茎

苦参

功效主治

具有清热燥湿、杀虫利尿的功效。主治湿热泻痢、痔疮便血、黄疸、赤白带下、小儿肺炎、疳积、急性扁桃体炎、阴肿湿痒、皮肤瘙痒、疥癣恶疮、瘰疬、烫伤。

植物形态

半灌木。茎枝草本状，绿色，具不规则的纵沟。奇数羽状复叶，互生，小叶5~21片。总状花序顶生，花淡黄白色，花冠蝶形。花期5~7月，果期7~9月。

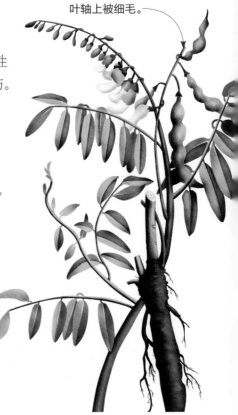

叶轴上被细毛。

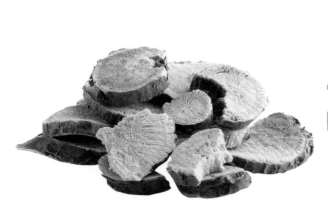

药材性状

呈长圆柱形，下部常有分枝，表面灰棕色或棕黄色，具纵皱纹及横长皮孔。外皮薄，多破裂反卷，易剥落，剥落处显黄色，光滑。质硬，不易折断，断面纤维性。切片厚3~6毫米，切面黄白色，具放射状纹理及裂隙，有的可见同心性环纹。气微。

• **治妊娠小便刺痛**：当归、贝母、苦参各100克。将以上三味中药研成细末，炼蜜为丸，如红小豆大，每服3丸。

中药常识

别名：野槐、好汉枝、地骨等。

性味归经：性寒，味苦，归心、肝、胃、大肠、膀胱经。

用法用量：煎服，5~10克；外用适量。

注意事项：脾胃虚寒者忌用。忌与藜芦同用。

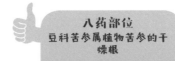

八药部位
豆科苦参属植物苦参的干燥根

白鲜皮

功效主治

具有清热燥湿、祛风止痒、解毒的功效。可以用于治疗风热湿毒所致的风疹、湿疹、疥癣、黄疸、湿热痹等。

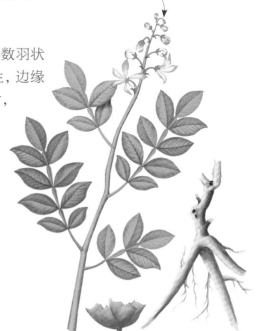

雄蕊 10 枚，
伸出花瓣外。

植物形态

多年生草本，全株有特异的刺激气味。奇数羽状复叶对生，小叶 5~13 片，无柄，在叶轴上对生，边缘有细锯齿。总状花序，花白色或淡红色，花瓣 5 片，花期 4~5 月，果期 5~6 月。

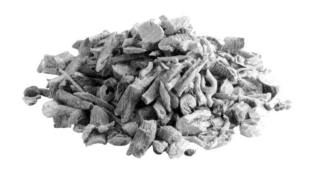

药材性状

呈卷筒状，外表面灰白色或淡灰黄色，具细纵皱纹及细根痕，常有突起的颗粒状小点；内表面类白色，有细纵纹。质脆，折断时有粉尘飞扬，断面不平坦，略呈层片状，剥去外层，迎光可见闪烁的小亮点。有羊膻气。

• **治产后中风：**白鲜皮 10 克，加水煎煮，分多次服用。耐酒者可酒、水等分煮之。

• **治急性肝炎：**茵陈 15 克，白鲜皮、栀子、大黄各 9 克。水煎服。

中药常识

别名：白藓皮、八股牛、山牡丹。

性味归经：性寒，味苦，归脾、胃、膀胱经。

用法用量：煎服，5~10 克；外用适量。

注意事项：脾胃虚寒者慎用，不可久服。

八药部位
芸香科白鲜属植物白鲜的根皮

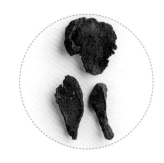

清热凉血药

　　本类药物性味多属苦寒或咸寒，多归心、肝经。因心主血，营气通于心，肝藏血，所以本类药物有清解营分、血分热邪的作用，用以治疗营分、血分实热证及湿热毒瘀蕴结证。还可以治疗便秘、痤疮、皮炎、湿疹等。

生地黄

花冠钟形。

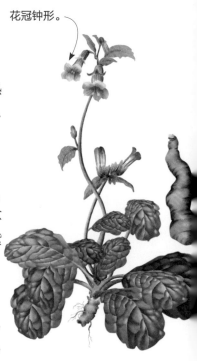

功效主治

　　具有清热凉血、养阴生津的功效，主治骨蒸劳热、热入营血、阴虚内热、舌绛烦渴、斑疹吐衄、血崩、月经不调、胎动不安、津伤口渴、肠燥便秘等。

植物形态

　　多年生草本，全株有白色长柔毛和腺毛。根茎肉质，黄色，茎紫红色。叶基生成丛，倒卵状披针形，边缘有不整齐钝齿，叶面皱缩。花葶由叶丛中抽出，花冠钟形，紫红色。花期 4~6 月，果期 7~8 月。

药材性状

　　多呈不规则的团块状或长圆形，中间膨大，两端稍细，有的细小，长条状，稍扁而扭曲。表面棕黑色或棕灰色，极皱缩，具不规则的横曲纹。体重，质较软而韧，不易折断，断面棕黑色或乌黑色，有光泽，具黏性。

中药常识

别名：地髓、干生地、牛奶子、婆婆奶、山烟、山白菜、甜酒棵等。

性味归经：性寒，味甘、苦，归肝、心、肾经。

用法用量：煎服，干品 10~15 克，鲜品可加倍；亦可捣汁入药。

注意事项：脾虚湿滞、腹满便溏者忌用。

• 治津伤口渴，肠燥便秘：生地黄、麦冬各 15 克，沙参 9 克，玉竹 4.5 克，冰糖 3 克。水煎，去渣，分 2 次服用。

• 治肢体麻木，疼痛：生地黄 60 克，白酒 500 毫升。生地黄洗净，泡入白酒内封闭，浸 7 日后饮用。

• 治失眠多梦：生地黄、酸枣仁各 30 克，大米 50 克，砂糖适量。先煎生地黄、酸枣仁，去渣取汁，用药液煮粥。

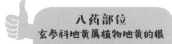

入药部位
玄参科地黄属植物地黄的根

玄参

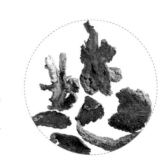

功效主治

具有清热凉血、泻火解毒、滋阴的功效。可以用于治疗热病伤津的口燥咽干、大便燥结、消渴等；阴虚火旺、血分热毒之症；热毒炽盛的各种热证，表现为发热、咽肿、目赤、疮疖、脱疽等。

植物形态

多年生草本，高60~120厘米。根圆柱形，下部常分叉，外皮灰黄褐色。叶对生，叶片卵形或卵状椭圆形，先端渐尖，边缘具钝锯齿。聚伞花序疏散开展，呈圆锥状，花冠暗紫色，花期7~8月，果期8~9月。

茎直立，四棱形。

药材性状

呈类圆柱形，中间略粗或上粗下细，有的微弯曲，表面灰黄色或灰褐色，有不规则的纵沟、横向皮孔及稀疏的横裂纹和须根痕。质坚实，不易折断，断面黑色，微有光泽。气特异似焦糖。

中药常识

别名：元参、黑参、乌元参、重台、正马、鹿肠等。

性味归经：性微寒，味甘、苦、咸，归肺、胃、肾经。

用法用量：一般用量10~15克，煎服。

注意事项：脾胃虚寒、食少便溏者忌用。不可与藜芦同用。

●治口腔溃疡：玄参45克，丹皮、炒枣仁各30克，柏子仁、莲子心各9克，砂糖适量。水煎，取汁，再加砂糖适量，分为早、中、晚3次服用，每日1剂。

●治鼻窦炎：玄参、菊花、金银花、蒲公英各30克，连翘20克，桔梗15克，甘草10克，升麻、白芷、薄荷各6克。水煎，去渣，早、晚分服，每日1剂。

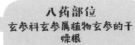

入药部位
玄参科玄参属植物玄参的干燥根

牡丹皮

功效主治

具有清热凉血、活血散瘀的功效。主治温热病，热入血分、发斑、吐衄(nǜ)、骨蒸潮热、血滞经闭、痛经、痈肿疮毒、跌打损伤等。

植物形态

多年生落叶小灌木。叶互生，通常为二回三出复叶，小叶卵形或广卵形。花单生于枝端，大型；花瓣5片或多数，一般栽培品种多为重瓣花，变异很大，通常为倒卵形，顶端有缺刻。花期5~7月，果期7~8月。

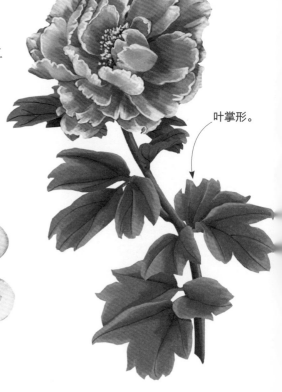

叶掌形

药材性状

呈筒状或半筒状，有纵剖开的裂缝，略向内卷曲或张开。外表面灰褐色或黄褐色，有多数横长皮孔及细根痕，栓皮脱落处粉红色。内表面淡灰黄色或浅棕色，有明显的细纵纹，常见发亮的结晶。质硬而脆，易折断，断面较平坦，淡粉红色，粉性。气芳香。

• **治月经不调**：牡丹皮、栀子、当归、白芍、茯苓、白术各9克，柴胡6克，甘草、薄荷各3克。水煎，去渣，取汁，早、晚两次分服，每日1剂。

> **中药常识**
>
> **别名**：丹皮、丹根等。
>
> **性味归经**：性微寒，味苦、辛，归心、肝、肾经。
>
> **用法用量**：煎服，6~12克。生用清热凉血，酒炙活血化瘀。
>
> **注意事项**：血虚有寒、月经过多者及孕妇忌用。

入药部位
毛茛科芍药属植物牡丹的干燥根皮

紫草

功效主治

具有清热凉血、活血解毒的功效。主治血热斑疹、湿热黄疸、疮疡、湿疹、烧伤、吐血、尿血、血痢、淋浊、丹毒、热结便秘等。

植物形态

多年生草本。叶互生，无柄，叶片长圆状披针形。聚伞总状花序，顶生；花两性，苞片叶状，两面具粗毛，花冠白色。花期5~6月，果期7~8月。

花冠管短，先端5裂。

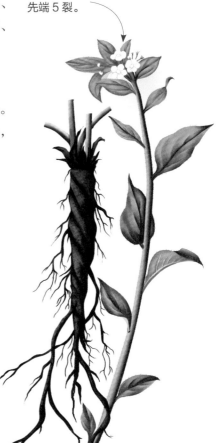

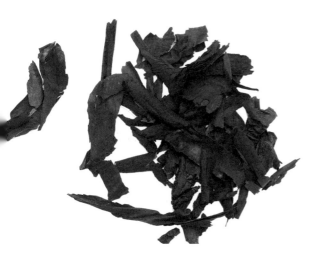

药材性状

呈圆锥形，扭曲，有分枝，表面紫红色或紫黑色，粗糙有纵纹，皮部薄，易剥落。质硬而脆，易折断，断面皮部深紫色，木部较大，灰黄色。

- **治豌豆疮、恶疮**：紫草适量。煎油涂之。
- **治血淋**：紫草、连翘、车前子各5克。水煎，去渣，温服。
- **治带状疱疹**：紫草5克，金银花10克。金银花、紫草洗净，放入杯中，用开水冲泡，加盖闷15分钟即可。当茶，频频饮用，一般可冲泡3~5次。

中药常识

别名：硬紫草、紫丹、地血、紫草茸、鸦衔草、紫草根、红石根等。

性味归经：性寒，味甘、咸，归心、肝经。

用法用量：煎服，5~10克；外用适量，熬膏或用植物油浸泡涂抹患处。

注意事项：紫草性寒而滑利，脾虚便溏者忌用。

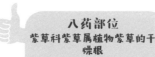

入药部位
紫草科紫草属植物紫草的干燥根

清退虚热药

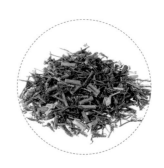

　　清退虚热药物以清虚热，退骨蒸为主要作用。比较适用于阴虚内热，骨蒸潮热，小儿疳热。亦可以用于温热病后期，邪热未尽，夜热早凉等症。

青蒿

花序成圆锥状。

功效主治

　　具有清透虚热、凉血除蒸、解暑、截疟的功效。可以用于治疗温邪伤阴、夜热早凉；阴虚发热、骨蒸劳热；暑热外感、发热口渴以及疟疾寒热等。

植物形态

　　一年生草本。茎直立，具纵棱。叶纸质，茎下部与中部叶多宽卵形或三角状卵形，3~4回羽状深裂，每侧有裂片5~8枚。头状花序小，球形，总苞片3~4层，雌花10~18朵，花冠狭管状；中央两性花15~30朵，花冠管状。花期8~10月，果期10~11月。

药材性状

　　呈圆柱形，上部多分枝，表面黄绿色或棕黄色，具纵棱线；质略硬，易折断，断面中部有髓。气香特异。

中药常识

别名： 臭蒿、苦蒿、香苦草、草蒿、廪蒿、茵陈蒿、邪蒿、香蒿、苹蒿、黑蒿等。

性味归经： 性寒，味苦、辛，归肝、胆经。

用法用量： 一般用量6~12克，可煎服、捣汁等。

注意事项： 脾胃虚弱、肠滑泄泻者忌服。

● **治疟疾寒热：** 青蒿6克，竹茹、茯苓、碧玉散、黄芩各9克，法半夏、枳壳各5克。水煎，去渣，取汁，温服。

● **治阑尾炎、胃痛：** 青蒿、荜茇各等10克。先将青蒿焙黄，再同荜茇研成细末。每次2克，早、中、晚饭前白开水冲服。

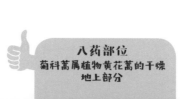

入药部位
菊科蒿属植物黄花蒿的干燥
地上部分

白薇

功效主治

具有清热凉血、利尿通淋、解毒疗疮的功效。可以用于治疗温邪伤营发热、阴虚发热、阴虚外感、骨蒸劳热、产后血虚发热、热淋、血淋、痈疽肿毒、毒蛇咬伤、咽喉肿痛等。

植物形态

多年生草本,高40~70厘米,植物体具白色乳汁。根茎短,簇生多数细长的条状根,茎直立,绿色,圆柱形,密被灰白色短柔毛。叶对生,有短柄,叶片多卵形。花多数,无总花梗,花深紫色。花期5~7月,果期8~10月。

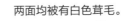

两面均被有白色茸毛。

药材性状

根茎粗短,有结节,多弯曲。上面有圆形的茎痕,下面及两侧簇生多数细长的根。表面棕黄色,质脆,易折断,断面皮部黄白色,木部黄色。气微。

中药常识

别名:春草、芒草、白微、白幕、薇草、骨美等。

性味归经:性寒,味苦、咸,归胃、肝、肾经。

用法用量:一般用量4.5~9克,煎服。

注意事项:脾胃虚寒、食少便溏者不宜用。

•治产后血虚发热、低热不退及昏厥:白薇、当归各50克,人参25克。将以上3味中药研成细末,每服15克,水煎,去渣,温服。

•治尿道感染:白薇9克,车前草50克。水煎,去渣,温服。

治火眼:白薇9克。水煎,去渣,温服。

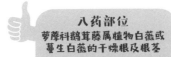

入药部位
萝藦科鹅绒藤属植物白薇或蔓生白薇的干燥根及根茎

地骨皮

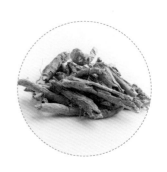

功效主治

　　具有凉血除蒸、清肺降火的功效。可以用于治疗肺热咳喘、血热妄行的吐血、鼻出血、尿血、阴虚发热、低热不退等。

植物形态

　　落叶灌木,植株较矮小,高1米左右。蔓生,茎干较细,外皮灰色,具短棘,生于叶腋。叶片稍小,卵形、卵状鞭形、长椭圆形或卵状披针形。花紫色,边缘具密缘毛;花萼钟状,3~5裂;花冠管和裂片等长,花冠管下部急缩,然后向上扩大成漏斗状,管部和裂片均较宽。花期6~9月,果期7~10月。

花冠漏斗状,呈紫色。

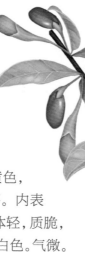

药材性状

　　呈筒状或槽状,外表面灰黄色至棕黄色,粗糙,有不规则纵裂纹,易成鳞片状剥落。内表面黄白色至灰黄色,较平坦,有细纵纹。体轻,质脆,易折断,断面不平坦,外层黄棕色,内层灰白色。气微。

中药常识

别名: 杞根、地骨、地辅、地节、枸杞子根、苟起根、枸杞子根皮、山杞子根、甜齿牙根、红耳堕根、山枸杞子根、狗奶子根皮、红榴根皮、狗地芽皮等。

性味归经: 性寒,味甘,归肺、肝、肾经。

用法用量: 一般用量9~15克,大剂量可用15~30克煎服。

注意事项:
脾虚、外感风寒、发热及便溏者忌用。

●治虚劳、口中苦渴:地骨皮30克,麦冬、小麦各20克。水煎,去渣,温服,每日2次。

入药部位
茄科枸杞属植物枸杞的干燥根皮

银柴胡

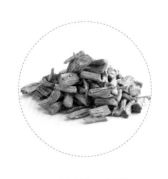

功效主治

具有清虚热、除疳热的功效。可以用于治疗阴虚发热、骨蒸劳热、潮热盗汗；小儿食滞或虫积所致的疳积发热、腹部膨大、口渴消瘦、毛发焦枯等症。

植物形态

多年生草本。主根圆柱形，直径 1~3 厘米，外皮淡黄色，顶端有许多疣状的残茎痕迹。茎直立，节明显，上部二叉分歧，密被短毛或腺毛。叶对生，无柄。花单生，花小，白色，花瓣 5 片。花期 6~7 月，果期 8~9 月。

叶对生，无柄。

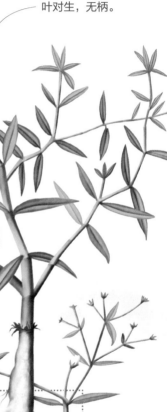

药材性状

呈类圆柱形，偶有分枝，表面淡棕黄色或浅棕色，有扭曲的纵皱纹及支根痕，多具孔穴状或盘状凹陷。根头部略膨大，有密集的呈疣状突起的芽苞、茎或根茎的残基。质硬而脆，易折断，断面不平坦，较疏松，有裂隙，皮部甚薄，木部有黄、白色相间的放射状纹理。气微。

中药常识

别名：银胡、沙参儿、白根子、土参、丝石竹、霞草、鹤草、旱麦瓶草、黄柴胡、铁柴胡等。

性味归经：性微寒，味甘，归肝、胃经。

用法用量：一般用量 3~9 克，煎服。

注意事项：外感风寒及血虚无热者忌用。

●**治小儿疳积、日久化热、烦渴躁急**：银柴胡、栀子、黄芩、连翘各 5 克。水煎，去渣，温服。

●**治阴虚发热，骨蒸劳热，潮热盗汗**：银柴胡 5 克，胡黄连、秦艽、鳖甲、地骨皮、青蒿、知母各 3 克，甘草 2 克。水煎，去渣，温服。

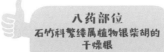

入药部位
石竹科繁缕属植物银柴胡的
干燥根

第三章
泻下类中药

泻下药根据泻下作用强弱的不同可分为攻下、润下、峻下逐水三类，在应用上各有一定的适应证，必须根据病情选用适当药物进行治疗，否则病重药轻，不能奏效，病轻药重，又易伤正。

攻下药

　　攻下药多属味苦性寒，其性沉降，主入胃、大肠经，既能通便，又能泻火，凡属宿食停积，腹部胀满，大便燥结，实热壅滞所致的里实证，当选攻下药主之，并配伍行气药类，帮助排便。

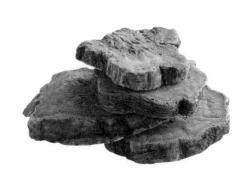

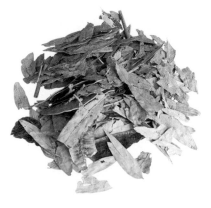

大黄

功效主治

　　具有泻热毒、破积滞、行瘀血的功效。主治实热便秘、食积痞满、血热吐衄、便血、经闭、淋浊、热毒痈疡、烫伤等。

植物形态

　　多年生高大草本。根生叶大，有肉质粗壮的长柄。花小，数朵成簇，幼时呈紫红色。花期6~7月，果期7~8月。

> **中药常识**
>
> 别名：生军、川军等。
> 性味归经：性寒，吐苦，归脾、胃、大肠、肝、心包经。
> 用法用量：煎服，5~15克，外用适量。
> 注意事项：孕妇忌用。
> ●治实热便秘：大黄、枳实各12克，厚朴24克，芒硝9克。水煎，先煎厚朴和枳实，后下大黄，芒硝溶服。

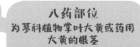

八药部位
为蓼科植物掌叶大黄或药用大黄的根茎

番泻叶

功效主治

　　具有泻下通便的功效。可以用于治疗热结积滞、便秘腹痛、腹水肿胀、习惯性便秘及老年便秘。

植物形态

　　狭叶番泻是草本状小灌木。双数羽状复叶。总状花序腋生，花瓣5片，倒卵形，黄色。花期9~12月，果期翌年3月。

> **中药常识**
>
> 别名：泻叶、泡竹叶等。
> 性味归经：性寒，味甘、苦，归大肠经。
> 用法用量：泡服1.5~3克；煎服，2~6克。
> 注意事项：体虚者，女性哺乳期、月经期及孕妇忌用。
> ●治便秘：番泻叶3克，重症可加至5克。每日用开水冲泡后，代茶频频服用。

八药部位
为豆科植物狭叶番泻或尖叶番泻的干燥小叶

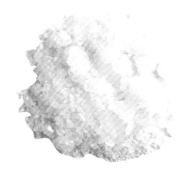

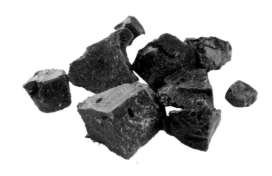

芒硝

功效主治

　　具有泻下攻积、润燥软坚、清热消肿的功效。可以用于治疗积滞便秘、大便燥结、腹痛、肠痈肿痛、咽痛、目赤等。

矿物形态

　　单斜晶系。晶体为短柱状，通常成致密粒状、被膜状。透明。无色，常带浊白、浅黄、淡蓝、淡绿等色。玻璃样光泽。断口贝壳状。

芦荟

功效主治

　　具有泻下通便、清肝、杀虫的功效。主治热结便秘、烦躁惊痫、闭经、小儿疳积、癣疮、痔疮、萎缩性鼻炎、瘰疬、牙肿。

植物形态

　　茎极短。叶簇生于茎顶，肥厚多汁，顶端长渐尖，底部宽阔，粉绿色，边缘有刺状小齿。花细长喇叭状，花瓣分裂为6片，裂片稍外弯。果实三角形，室背开裂。早春开花。

中药常识

别名：盆消、英消等。

性味归经：性寒，味咸、苦，归胃、大肠经。

用法用量：一般用量10~15克；外用适量。

注意事项：孕妇忌用。不宜与三棱同用。

•治癫狂：芒硝12克，莱菔子、大黄各15克，白芥子5克。水煎。每日1剂。

中药常识

别名：卢会、讷会等。

性味归经：性寒，味苦，归肝、胃、大肠经。

用法用量：入丸、散，每次1克；外用适量。

注意事项：脾胃虚弱、食少便溏者及孕妇忌用。

•消除痤疮：将芦荟捣烂，取汁，加入化妆品中涂抹，轻者每日1次，重者每日早、晚各1次。

入药部位
硫酸盐类矿物芒硝族芒硝，经加工精制而成的结晶体

入药部位
百合科芦荟属植物库拉索芦荟叶的汁液浓缩干燥物

润下药

润下药多为植物的种仁或果仁，富含油脂，具有润滑作用，使大便易于排出，凡属久病正虚、年老津枯或妊娠、产后血虚、热病伤津及失血等所致肠燥便秘，当用润下药。

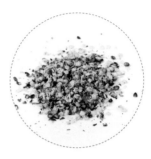

火麻仁

功效主治

具有润肠通便的功效，主治肠燥便秘、消渴、热淋、风痹、痢疾、月经不调。

植物形态

一年生直立草本。掌状复叶互生或下部对生，小叶 3~11 片，披针形，两端渐尖，边缘有粗锯齿，上面有粗毛，下面密生灰白色毡毛。花单性异株，雄花成疏生的圆锥花序，黄绿色；雌花丛生于叶腋，绿色。花期 6~8 月，果期 9~10 月。

药材性状

呈卵圆形，表面灰绿色或灰黄色，有微细的白色或棕色网纹，两边有棱，顶端略尖，基部有 1 圆形果梗痕。果皮薄而脆，易破碎。气微。

每花有一阔卵形苞片。

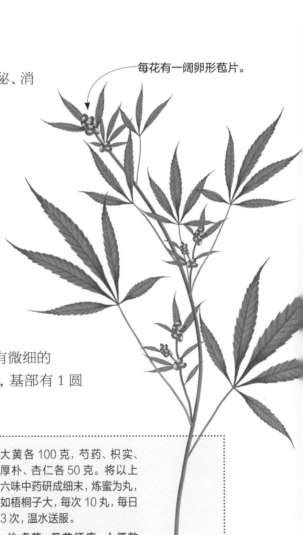

中药常识

别名：大麻仁、火麻、线麻子等。

性味归经：性平，味甘，归脾、胃、大肠经。

用法用量：打碎煎服，10~15 克。

注意事项：多食损血脉，女性多食会引发白带增多。滑肠者忌用。

• 治胃肠燥热，大便干结，小便频数：火麻仁、大黄各 100 克，芍药、枳实、厚朴、杏仁各 50 克。将以上六味中药研成细末，炼蜜为丸，如梧桐子大，每次 10 丸，每日 3 次，温水送服。

• 治虚劳，骨节烦疼，大便数少：火麻仁 15 克。研成细末，水煎，去渣，温服。

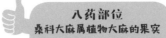

入药部位
桑科大麻属植物大麻的果实

郁李仁

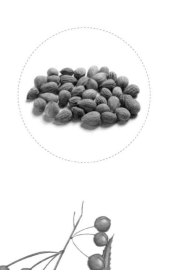

功效主治

具有润肠通便、利水消肿的功效。可以用于治疗津枯肠燥、食积气滞、腹胀便秘、水肿、脚气、小便不利等。

植物形态

落叶灌木，高 1~1.5 米。树皮灰褐色，小枝被柔毛。叶互生，长圆形或椭圆状披针形，先端尖，边缘有浅细锯齿。花与叶同时开放，单生或 2 朵并生；萼片 5 片，花后反折；花瓣 5 片，白色或粉红色。花期 4~5 月，果期 7~8 月。

药材性状

外形呈卵形，长 5~8 毫米，直径 3~5 毫米。表面黄白色或浅棕色，一端尖，另端钝圆。尖端一侧有线形种脐，圆端中央有深色合点，自合点处向上具多条纵向维管束脉纹。种皮薄，子叶 2 片，乳白色，富油性。气微。

单叶互生。

中药常识

别名：山梅子、小李仁、郁子、郁里仁、李仁肉等。

性味归经：性平，味辛、苦、甘，归脾、大肠、小肠经。

用法用量：一般用量 6~12 克，打碎煎服。

注意事项：脾虚泄泻者、孕妇忌用。

•治产后肠胃燥热、大便秘涩：郁李仁、芒硝各 50 克，当归、生地黄各 100 克。将以上 4 味研成粗末，每服 15 克，水煎，去渣，温服。

•治肿满喘促：郁李仁 12 克，大米 50 克，蜂蜜 15 克，生姜汁 10 克。先将大米加水煮成粥，再入三味药同煮 20 分钟，温服。

入药部位
蔷薇科樱属植物欧李的种子

峻下逐水药

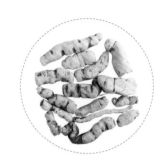

峻下逐水药苦寒有毒，作用峻猛，能引起强烈腹泻，而使大量水分从大小便排出，以达到消除肿胀的目的，故适用于水肿、胸腹积水、痰饮结聚、喘满壅实等症。峻下逐水药因作用猛烈，易伤正气，体虚者慎用，孕妇禁用。

甘遂

功效主治

具有泻水逐饮、消肿散结的功效。可以用于治疗水肿、大腹臌胀、胸胁停饮、风痰癫痫、疮痈肿毒等。

植物形态

多年生肉质草本，全草含乳汁。单叶互生，狭披针形或线状披针形，全缘，无柄或具短柄。杯状聚伞花序，基部轮生叶状苞片多枚；花单性，无花被。花期6~9月，果期为8~10月。

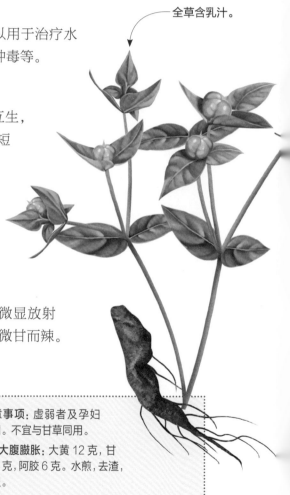

全草含乳汁。

药材性状

呈椭圆形、长圆柱形或连珠形，表面类白色或黄白色，凹陷处有棕色外皮残留。质脆，易折断，断面粉性，白色，木部微显放射状纹理；长圆柱状者纤维性较强。气微，味微甘而辣。

中药常识

别名：猫儿眼、化骨丹、甘泽、肿手花、萱根子等。
性味归经：性寒，味苦，有毒，归肺、肾、大肠经。
用法用量：一般用量0.5~1克，可入丸、入散等；外用适量，生用内服醋制，以降低毒性。

注意事项：虚弱者及孕妇忌用。不宜与甘草同用。

● 治大腹臌胀：大黄12克，甘遂1克，阿胶6克。水煎，去渣，温服。

入药部位
大戟科大戟属植物甘遂的干燥根

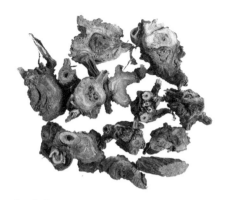

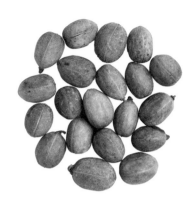

大戟

功效主治

具有泻水逐饮、消肿散结的功效。可以用于治疗水肿、臌胀、胸胁停饮、痈肿疮毒、瘰疬痰核等。

植物形态

多年生草本，全株含乳汁。叶互生，长圆状披针形至披针形。伞形聚伞花序顶生，通常有5个伞梗；伞梗顶生1个杯状聚伞花序，其基部轮生卵形或卵状披针形苞片5枚。花期4~5月，果期6~7月。

中药常识

别名：京大戟、龙虎草等。

性味归经：性寒，味苦，有毒，归肺、脾、肾经。

用法用量：用量1.5~3克，煎服；或入丸、入散，每次1克。内服醋制，以降低毒性。

注意事项：不宜与甘草同用。

●治头痛目眩：大戟、甘遂、芫花各2克，大枣10枚。将前3味中药研成细末，装入胶囊，每服0.5克，以枣汤送服，每日1次。

八药部位
大戟科大戟属植物大戟的干燥根

巴豆

功效主治

巴豆具有峻下冷积、逐水退肿、祛痰利咽，外用蚀疮的功效。可以用于治疗寒积便秘、腹水臌胀、喉痹痰阻、痈肿脓成未溃、疥癣恶疮等。

植物形态

二年生草本，全株微被白霜，内含乳汁。单叶交互对生，具短柄或近无柄；茎下部的叶较密，由下而上叶渐增大，线状披针形至阔披针形。杯状聚伞花序，通常4枝排成伞状。花期4~7月，果期7~8月。

中药常识

别名：巴菽、刚子等。

性味归经：性热，味辛，有大毒，归胃、大肠经。

用法用量：一般用量0.1~0.3克，可入丸、入散、外用等。制成巴豆霜用，以降低毒性。

●治寒积便秘：巴豆、大黄、干姜各30克。将以上3味中药研成细末，炼蜜为丸，如大豆大。每服1丸，温水送服。

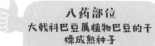

八药部位
大戟科巴豆属植物巴豆的干燥成熟种子

第四章
祛风湿类中药

祛风湿类中药主要是指具有祛风除湿、温经散寒、活血行气、通痹止痛、补益肝肾、杀虫止痒等作用的中草药。此类中草药主要治疗风寒湿邪痹阻经络引起的肢体、肌肉、关节疼痛、酸楚、麻木、沉重以及关节肿大、变形、屈伸不利等症，或年老体弱、肝肾不足、筋骨无力、拘挛疼痛，或筋骨折伤后期，或风湿热引起的瘾疹、湿疹、疥癣、皮肤瘙痒等。根据作用不同，祛风湿类可分为祛风湿散寒药、祛风湿清热药、祛风湿强筋药。

祛风湿散寒药

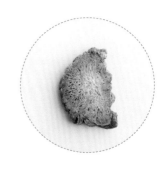

祛风湿散寒药多味辛、苦，性温，入肝脾肾经。辛以祛风，苦以燥湿，温以胜寒。具有祛风除湿、散寒止痛、舒筋通络等作用。适用于风湿痹痛属寒者。若配伍清热药同用，亦可用于风湿热痹。

独活

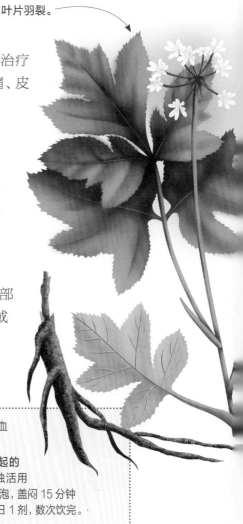

叶片羽裂。

功效主治

具有祛风湿、止痛、解表的功效。可以用于治疗风寒湿痹、腰膝疼痛、手足疼痛、少阴头痛、齿痛、皮肤瘙痒等。

植物形态

多年生草本。根圆锥形，有分枝，淡黄色。茎直立，带紫色，有纵沟纹。叶片卵圆形，二回三出羽状复叶。复伞形花序，小伞形花序具花15~30 朵，花白色较小。花期 7~9 月。

药材性状

根略呈圆柱形，下部 2~3 分枝或更多。根头部膨大，圆锥状，多横皱纹，顶端有茎、叶的残基或凹陷，表面灰褐色或棕褐色，具纵皱纹。质较硬，受潮则变软。有特异香气。

中药常识

别名：胡王使者、独摇草、独滑、长生草、川独活、肉独活、香独活、玉活等。

性味归经：性微温，味辛、苦，归肾、膀胱经。

用法用量：煎服，3~9 克，外用适量。

注意事项：阴虚血燥者慎用。

• 治风寒感冒引起的浑身酸痛：9 克独活用沸水 500 毫升冲泡，盖闷 15 分钟后代茶饮用。每日 1 剂，数次饮完。

👍 **八药部位**
伞形科独活属植物重齿当归的干燥根

川乌

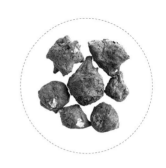

功效主治

具有祛风湿、散风寒、温经止痛的功效。主治风寒湿痹、四肢拘挛、头风头疼、心腹冷痛、跌打损伤等。生用常外用，能镇痛，多炙用。

植物形态

多年生草本。块根通常 2 个连生，纺锤形至倒卵形，外皮黑褐色。茎直立或稍倾斜，下部光滑无毛，上部散生贴伏柔毛。叶互生，革质，有柄；叶片卵圆形，有 3 裂。总状圆锥花序，萼片 5 片，蓝紫色。花期 6~7 月，果期 7~8 月。

药材性状

呈不规则的圆锥形，稍弯曲，顶端常有残茎，中部多向一侧膨大。表面棕褐色或灰棕色，皱缩，有小瘤状侧根及子根脱离后的痕迹。质坚实，断面类白色或浅灰黄色，形成层环纹呈多角形。气微，味辛辣、麻舌。

萼片头盔状。

中药常识

别名：鹅儿花、铁花、川乌头等。

性味归经：性热，味辛、苦，有大毒，归心、肝、肾、脾经。

用法用量：煎服，1.5~3 克，应先煎、久煎；外用适量。

注意事项：孕妇忌用。不宜与贝母、半夏、白蔹、天花粉、瓜蒌类等同用。生品慎内服，不宜酒浸、酒煎。

●**治关节屈伸不利**：炮制后的川乌、草乌、地龙、天南星各 30 克，乳香、没药各 6 克。将以上六味中药研成细末，酒调面糊为丸，如梧桐子大，每服 10 丸，午饭前服用。

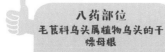

入药部位

毛茛科乌头属植物乌头的干燥母根

松节

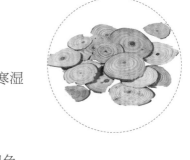

功效主治

　　具有祛风湿、通络止痛的功效。可以用于治疗风寒湿痹、历节风痛、脚痹痿软、跌打伤痛等。

植物形态

　　常绿乔木，高 15~25 米，胸径达 1 米。树皮灰褐色，呈鳞甲状裂，裂隙红褐色。枝轮生，小枝粗壮，淡橙黄色或灰黄色；冬芽长椭圆形，棕褐色。叶针形。花单性，雌雄同株，均为松球花序，花开后成柔荑状，紫色，1~2 枚着生于当年新枝顶端。花期 4~5 月，果期翌年 9 月。

药材性状

　　干燥松节呈不规则的块状或片状，大小粗细不等。表面黄棕色至红棕色，横切面较粗糙，中心为淡棕色，边缘为深棕色而油润。质坚硬，不易折断，断面呈刺状。有松节油气，味微苦。以个大、棕红色、油性足者佳。

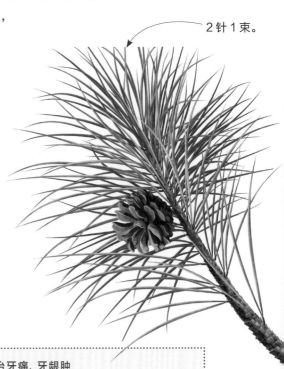

2 针 1 束。

中药常识

别名：黄松木节、油松节、松郎头等。

性味归经：性温，味辛、苦，归肝、肾经。

用法用量：一般用量 10~15 克，可煎服、外用等。

注意事项：阴虚血燥者慎用。

•治牙痛、牙龈肿痒：松节、胡桐律各 12 克，细辛、蜀椒各 6 克，白酒适量。将以上 4 味中药切碎，用白酒煎煮，趁热含在口中，冷即吐去。

•治风湿性关节炎：松节 12 克，桑枝 30 克，木瓜 9 克。水煎，去渣，温服。

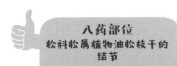

八药部位
松科松属植物油松枝干的结节

威灵仙

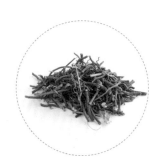

功效主治

具有祛风湿、通络止痛、消骨鲠的功效。可以用于治疗痛风顽痹、风湿痹痛、肢体麻木、腰膝冷痛、筋脉拘挛、屈伸不利、脚气、疟疾、症瘕积聚、破伤风、骨鲠在咽喉等。

花有芳香气味。

植物形态

攀援性灌木，高 4~10 米。根多数丛生，细长，外皮黑褐。茎干老后黑色，具明显条纹，幼时被白色细柔毛，老时脱落。叶对生，羽状复叶，小叶通常 5 片，小叶卵形或卵状披针形。圆锥花序腋生及顶生，长圆状倒卵形，白色，顶端常有小尖头突出，外侧被白色柔毛，内侧光滑无毛。花期 5~6 月，果期 6~7 月。

药材性状

根茎呈柱状，表面淡棕黄色，顶端残留茎基。质较坚韧，断面纤维性，下侧着生多数细根。根呈细长圆柱形，稍弯曲，表面黑褐色，有细纵纹，有的皮部脱落，露出黄白色木部。质硬脆，易折断。气微。

中药常识

别名：铁脚威灵仙、铁角威灵仙、铁脚灵仙、铁脚铁线莲、铁耙头等。

性味归经：性温，味辛、咸，归膀胱经。

用法用量：煎服，6~9 克；外用适量。

注意事项：气血虚弱者慎用。

• 治腰腿疼痛久不愈：威灵仙 150 克。将威灵仙研成细末。每服 3 克，饭前以温酒送服。

• 治呃逆：黑芝麻 20 克，蜂蜜、威灵仙各 9 克。水煎，去渣，温服，一口分 7 次咽下。

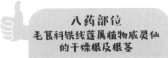

入药部位
毛茛科铁线莲属植物威灵仙的干燥根及根茎

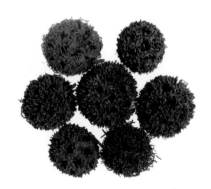

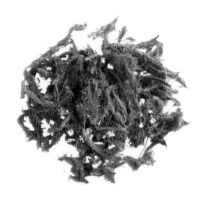

路路通

功效主治

　　具有祛风活络、利水、通经的功效。可以用于治疗风湿痹痛、中风半身不遂、跌打损伤、水肿、经行不畅、经闭、乳少、乳汁不通等。

植物形态

　　落叶乔木，树皮幼时灰白，平滑。叶互生，托叶线形；叶片心形，常3裂。花单性，雄花淡黄绿色，成总状花序；雌花成圆球形的头状花序，被毛，有少数退化雄蕊。花期3~4月，果期9~10月。

伸筋草

功效主治

　　具有祛风、除湿、舒经活络的功效。主治风寒湿痹、筋脉拘挛、关节疼痛、皮肤麻木、四肢软弱、水肿。外用治跌打损伤肿痛。

植物形态

　　多年生草本。匍匐茎蔓生，分枝有叶疏生。叶针形，先端有易脱落的芒状长尾；孢子枝从第二、第三年营养枝上长出；孢子叶卵状三角形，先端急尖而具尖尾。7、8月间孢子成熟。

中药常识

别名: 枫木、枫树、香枫、枫人等。

性味归经: 性平，味苦，归肝、肾经。

用法用量: 一般用量5~9克，可煎服、外用等。

注意事项: 月经过多者及孕妇忌用。

• 治过敏性鼻炎: 路路通、苍耳子、防风各9克，辛夷、白芷各6克。水煎，去渣，温服。

• 治风湿肢节痛: 路路通、桑枝、海风藤、橘络、薏苡仁各5克。水煎，去渣，温服。

中药常识

别名: 牛尾菜、大顺筋藤、龙须草、牛尾节、水球花、大叶伸筋、牛尾蕨等。

性味归经: 性温，味辛、苦，归肝、脾、肾经。

用法用量: 煎服,3~12克;外用适量。

注意事项: 孕妇慎用。

• 治风寒湿痹, 肢软麻木, 关节酸痛: 伸筋草、羌活、独活、桂枝、白芍各3克。水煎，去渣，温服。

• 治肢体软弱, 肌肤麻木: 伸筋草、松节、寻骨风、威灵仙各3克。水煎，去渣，温服。

入药部位
金缕梅科植物枫香树的果实

入药部位
石松科植物石松的带根全草

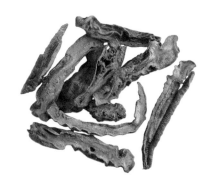

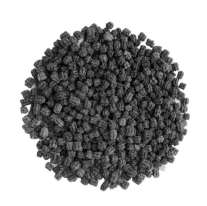

木瓜

功效主治

　　具有舒经活络、和胃化湿的功效。可以用于治疗风湿痹痛、筋脉拘挛、脚气肿痛等。

植物形态

　　灌木。枝棕褐色，有刺，皮孔明显。叶柄长 3~15 毫米；叶片卵形至椭圆状披针形，边缘有腺状锯齿，有时有不整齐的重锯齿。花数朵，簇生，绯红色，也有白色或粉红色，花梗极短；萼片紫红色，花瓣 5 片。花期 3~4 月，果期 9~10 月。

蚕沙

功效主治

　　具有祛风湿、和胃化湿的功效。可以用于治疗风湿痹痛、肢体不遂、风疹、湿疹等。

动物形态

　　雌、雄蛾全身均密被白色鳞片。体翅黄白色至灰白色。雌蛾腹部肥硕，末端钝圆；雄蛾腹部狭窄，末端稍尖。幼虫即家蚕，体色灰白至白色，胸部第 2、第 3 节稍见膨大，有皱纹。腹部第 8 节背面有一尾角。

中药常识

别名：贴梗海棠、贴梗木瓜、铁脚海棠、铁杆海棠、铁脚梨、川木瓜、宣木瓜等。

性味归经：性温，味酸，归肝、脾经。

用法用量：煎服，6~9 克。

注意事项：内有郁热、小便短赤者忌用。

• 治脚气肿痛：木瓜、陈皮各 30 克，槟榔 7 枚，吴茱萸 6 克，桔梗、生姜各 15 克，紫苏茎叶 9 克。将以上七味中药研成粗末，分成 8 份。每天 1 服，水煎，去渣，冷服。

中药常识

别名：原蚕屎、晚蚕沙、马鸣肝、晚蚕矢、二蚕沙。

性味归经：性温，味甘、辛，归肝、脾、胃经。

用法用量：煎服，5~15 克，宜布包入煎；外用适量。

注意事项：血虚者忌用。

• 治风湿痛：蚕沙 30 克，黄酒适量。蚕沙煎汤，分成 3 份，早、中、晚各 1 服，临服时倒入热黄酒半杯同服。

入药部位
蔷薇科木瓜属植物贴梗海棠的干燥成熟果实

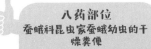

入药部位
蚕蛾科昆虫家蚕蛾幼虫的干燥粪便

祛风湿清热药

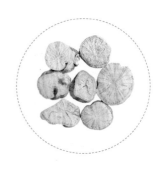

祛风湿清热药物类多味辛、苦，性寒，入肝脾肾经，辛散苦泄寒清，故多具有祛风胜湿，通络止痛，清热消肿等作用。主要用于治疗风湿热痹、关节红肿热痛等症。

防己

功效主治

具有祛风湿、止痛、利水消肿的功效。可用于治疗水肿臌胀、小便不利、湿热脚气、手足挛痛、癣疥疮肿、湿疹疮毒、风湿痹痛等。防己苦寒较甚，不宜大量使用，以免损伤胃气。

植物形态

多年生缠绕藤本。根圆柱状，有时呈块状，外皮淡棕色或棕褐色。茎柔韧，圆柱形，有时稍扭曲。叶互生，质薄较柔，叶柄盾状，与叶片等长。花小，雌雄异株，为头状的聚伞花序，花瓣4片，略呈半圆形。花期4~5月，果期5~6月。

核果球形，熟时红色。

药材性状

呈不规则圆柱形、半圆柱形或块状，多弯曲。表面淡灰黄色，在弯曲处常有深陷横沟而成结节状的瘤块样。体重，质坚实，断面平坦，灰白色，富粉性。气微。

中药常识

别名: 汉防己。

性味归经: 性寒，味辛、苦，归膀胱、肺经。

用法用量: 一般用量4.5~9克，煎服。

注意事项: 食欲不振及阴虚无湿热者忌用。

•治脚气肿痛: 防己、木瓜、牛膝各9克，桂枝2.5克，枳壳5克。水煎，去渣，温服。

入药部位
防己科千金藤属植物粉防己的干燥根

秦艽

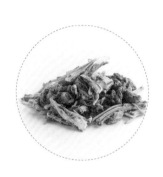

功效主治

　　具有祛风湿、通络止痛、退虚热、清湿热的功效。可以用于治疗风湿痹痛、筋骨拘挛、中风不遂、骨蒸潮热、湿热黄疸、小儿疳积、小便不利等。

植物形态

　　多年生草本，高 40~60 厘米。直根粗壮，圆柱形，多为独根，微呈扭曲状，黄色至棕色。茎单一，节明显，光滑无毛。叶在茎基部者较大，叶脉 3~5 条；茎生叶对生，3~4 对，稍小。花生于上部叶腋，成轮状丛生；花冠筒状，深蓝紫色。花期 7~8 月，果期 9~10 月。

先端尖，平滑无毛。

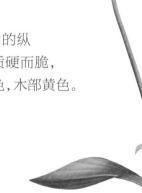

药材性状

　　呈类圆柱形，上粗下细，扭曲不直，表面黄棕色或灰黄色，有纵向或扭曲的纵皱纹，顶端有残存茎基及纤维状叶鞘。质硬而脆，易折断，断面略显油性，皮部黄色或棕黄色，木部黄色。气特异，味苦、微涩。

中药常识

别名：麻花艽（jiāo）、大艽、西大艽等。
性味归经：性平，味辛、苦，归胃、肝、胆经。
用法用量：煎服，3~9 克。

注意事项：久痛体弱、滑肠者忌用。

●治虚劳潮热，咳嗽，盗汗不止：秦艽、柴胡、知母、炙甘草各 50 克。将以上四味中药研成粗末。每服 15 克，水煎，去渣，每日 2~3 剂。

入药部位
龙胆科龙胆属植物秦艽、麻花秦艽、粗茎秦艽或小秦艽的根

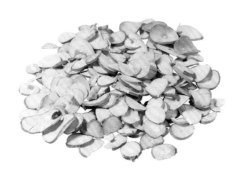

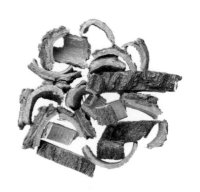

桑枝

功效主治

　　具有祛风湿、利关节、行水气的功效。主治风湿痹痛、中风半身不遂、水肿脚气、皮肤瘙痒、关节酸痛麻木。

植物形态

　　落叶灌木或小乔木。单叶互生，叶片卵形或宽卵形，先端锐尖或渐尖，基部圆形或近心形，边缘有粗锯齿或圆齿，有时有不规则的分裂。花单性，雌雄异株；雌、雄花序均排列成穗状荑黄花序，腋生。花期4~5月，果期5~6月。

海桐皮

功效主治

　　具有祛风湿、通络止痛、杀虫止痒的功效。主治风湿痹痛、疥癣、湿疹等。

植物形态

　　高大乔木，高可达20米。树皮灰棕色，枝淡黄色至土黄色，密被灰色茸毛，具黑色圆锥状刺。三出复叶，互生或簇生于枝顶，小叶片阔卵形至斜方状卵形，上面深绿色，下面粉绿色，两面叶脉均有稀疏毛茸。总状花序，长约15厘米，被茸毛；花冠蝶形，大红色，花期3月。

中药常识

别名：桑条。

性味归经：性平，味微苦，归肝经。

用法用量：煎服，9~15克；外用适量。

注意事项：易伤胃气、胃纳不佳及阴虚体弱者慎用。

● 治高血压：桑枝、桑叶、茺蔚子各15克。水煎，睡前用药汁泡脚30~40分钟。每天1剂。

中药常识

别名：钉桐皮、鼓桐皮、丁皮、刺桐皮、刺通、接骨药等。

性味归经：性平，味辛、苦，归肝经。

用法用量：煎服，5~15克；外用适量。

注意事项：血虚者、腰痛非风湿者忌用。

● 治赤毒眼疾：海桐皮50克，盐适量。切碎，盐水洗，微炒，用开水冲泡，待温洗眼。

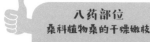

　　八药部位
　桑科植物桑的干燥嫩枝

　　八药部位
豆科植物乔木刺桐的树皮或根皮

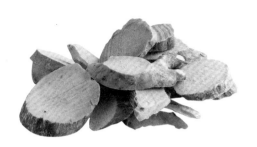

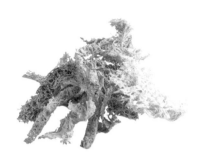

穿山龙

功效主治

具有祛风湿、活血舒筋、清肺化痰的功效。主治风湿痹痛症、痰热喘咳、胸痹、跌打损伤、痈肿疮毒等。

植物形态

多年生缠绕草质藤本。根茎横走，栓皮呈片状脱落，断面黄色。茎左旋，无毛。叶互生，掌状心形，变化较大，边缘有大小不等的三角状分裂，全缘。花单性异株，穗状花序腋生。花期6~8月，果期8~10月。

中药常识

别名：川龙薯蓣、穿地龙、野山药、地龙骨、鸡骨头、穿龙骨、川地龙、串地龙等。

性味归经：性微寒，味苦，归肝、肺经。

用法用量：煎服，10~15克；或泡酒浸服；外用适量。

注意事项：孕妇忌用。

• 治腰腿酸痛，筋骨麻木：鲜穿山龙60克，水煎，去渣取汁，加入红糖调味，分成两份，早、晚分服，饭前服用。

丝瓜络

功效主治

具有祛风湿、通经络、活血的功效，主治风湿痹痛、筋脉拘挛、胸胁胀痛、乳汁不通、乳痈、跌打损伤、胸痹等。

植物形态

一年生攀缘草本。茎枝粗糙，有棱沟，有微柔毛。茎须粗壮，通常2~4枝。叶互生，叶柄粗糙，叶片三角形或近圆形，通常掌状5~7裂，裂片三角形。花单性，雌雄同株，花冠黄色，雌花单生，花被与雄花同。花期6~7月，果期7~8月。

中药常识

别名：丝瓜筋、天萝筋、丝瓜壳、瓜络等。

性味归经：性平，味甘，归肺、胃、肝经。

用法用量：煎服，4.5~9克；外用适量。

注意事项：气阴两虚、内无湿热者及孕妇慎用。

• 治湿疹：丝瓜络60克。水煎，去渣，取汁，用药汁熏洗患处。

• 能治关节痛：丝瓜络150克，白酒500毫升。将丝瓜络浸于酒中，密封浸泡7天，去渣，饮酒，每次1小杯。

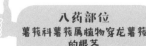

入药部位
薯蓣科薯蓣属植物穿龙薯蓣的根茎

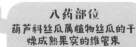

入药部位
葫芦科丝瓜属植物丝瓜的干燥成熟果实的维管束

祛风湿强筋骨药

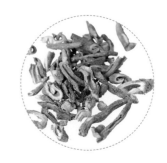

祛风湿强筋骨药既是祛风湿药，也是补虚药，主要用于风湿日久、肝胃虚损、腰膝酸软、脚弱无力等。

五加皮

功效主治

具有祛风湿、补肝肾、强筋骨、利水的功效。可以用于治疗风湿痹证，腰膝疼痛、筋骨痿软、体虚乏力；还可治疗跌打损伤、骨折、水肿、脚气等症。

叶为掌状复叶。

植物形态

灌木，有时蔓生状，高 2~3 米。枝灰棕色，无刺或在叶柄基部有单生扁平的刺。叶为掌状复叶，在长枝上互生，在短枝上簇生，倒卵形至倒披针形，边缘有细锯齿。伞形花序腋生或单生于短枝顶端，花黄绿色，花瓣 5 片，长圆状卵形，先端尖。花期 4~7 月，果期 7~10 月。

药材性状

呈不规则卷筒状，外表面灰褐色，有稍扭曲的纵皱纹及横长皮孔；内表面淡黄色或灰黄色，有细纵纹。体轻，质脆，易折断，断面不整齐，灰白色。气微香。

中药常识

别名：南五加皮、五谷皮、红五加皮等。

性味归经：性温，味辛、苦，归肝、肾经。

用法用量：煎服，4.5~9 克；也可泡酒，或入丸散。

注意事项：阴虚火旺者慎用。不宜与玄参、蛇皮共用。

●治类风湿性关节炎：五加皮、甘草各 9 克，白芍 30 克。水煎当茶饮，有祛风除湿、养血止痛的功效。

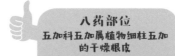

八药部位
五加科五加属植物细柱五加
的干燥根皮

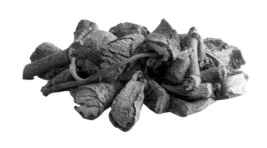
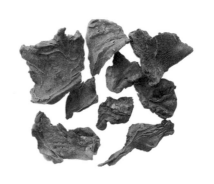

桑寄生

功效主治

具有祛风湿、强筋骨、补肝肾、安胎的功效。可以用于治疗风湿痹痛、腰膝酸软、筋骨无力、崩漏经多、妊娠漏血、胎动不安、高血压等。

植物形态

常绿小灌木。老枝无毛，具凸起的灰黄色皮孔，小枝稍被暗灰色短毛。单叶互生或近对生，革质，卵圆形或长卵形。花两性，1~3 朵，形成腋生的聚伞花序，被红褐色星状毛。花期 8~10 月。

中药常识

别名：广寄生等。

性味归经：性平，味苦、甘，入肝、肾经。

用法用量：一般用量 9~15 克，煎服。

注意事项：肝阳上亢者、外感发热者慎用。

• 治妊娠遍身虚肿：桑寄生、紫苏各 50 克，桑白皮 1.5 克，木香 25 克，槟榔皮 3 克。将五味中药细锉如麻豆大，拌匀。每服 15 克，水煎，去渣，温服。

• 治滑胎：桑寄生、断续、阿胶各 100 克，菟丝子 200 克。将桑寄生、断续和菟丝子研成细末，水化阿胶和为丸，如梧桐子大。每服 20 丸。

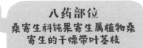

入药部位
桑寄生科钝果寄生属植物桑寄生的干燥带叶茎枝

狗脊

功效主治

具有祛风湿、补肝肾、强腰膝、利关节的功效。主治风湿痹痛、腰膝酸疼、下肢无力、尿频、遗尿、遗精、白带过多。外敷金疮止血。

植物形态

多年生树蕨。叶多数，丛生成冠状，大型；叶柄粗壮，褐色，叶片卵圆形。小羽片线状披针形，渐尖，羽状深裂至全裂，裂片密接，狭矩圆形或近于镰刀形。

中药常识

别名：金毛狗脊、金毛狗、金狗脊、金毛狮子、猴毛头、黄狗头等。

性味归经：性温，味苦、甘，归肝、肾经。

用法用量：煎服，6~12 克。

注意事项：肾虚有热、小便不利或短涩黄赤、口苦舌干者慎服。

• 治腰痛及小便过多：狗脊、木瓜、五加皮、杜仲各 6 克。水煎，去渣，温服。

• 治五种腰痛，利脚膝：狗脊、萆薢各 100 克，菟丝子 50 克。将以上三味中药研成细末，炼蜜为丸，如梧桐子大。每日晚饭前服 30 丸，温酒送服。

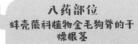

入药部位
蚌壳蕨科植物金毛狗脊的干燥根茎

第五章
化湿类中药

　　化湿药主要作用为化湿运脾。化湿药多具芳香之气，也称为芳香化湿药。化湿药性味辛温，主归脾胃二经，具有醒脾化湿、燥湿健脾等功效。

　　湿证有寒湿与湿热之分，故在使用化湿药时，应根据不同的湿证进行适当的配伍。寒湿者当配温里散寒药，湿热者当配清热燥湿药。

广藿香

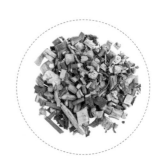

功效主治

　　具有和中止呕、化湿解暑的功效。主治暑湿感冒、寒热头痛、胸脘痞闷、呕吐泄泻等以及寒湿困脾致脘腹痞闷、呕吐少食等。

植物形态

　　多年生草本或灌木,揉之有香气。茎直立,上部多分枝。叶对生,圆形至宽卵形,先端短尖或钝,基部楔形或心形。轮伞花序密集成假穗状花序,花萼筒状,花冠紫色。花期4~5月,果期5~6月。

药材性状

　　干燥全草长30~60厘米,分枝对生。老茎略呈四方柱形,四角钝圆,表面灰棕色或灰绿色,质坚不易折断,断面粗糙,黄绿色,中央有白色髓。嫩茎略呈方形,密被毛茸,质脆易断,断面灰绿色。叶片呈灰绿色或黄绿色,质柔而厚。气香,浓郁。

叶边缘具大小不规则的钝齿。

中药常识

别名:枝香等。

性味归经:性微温,味辛,归脾、胃、肺经。

用法用量:煎服,干品5~10克,鲜品加倍。

注意事项:阴虚血燥者忌用。

• 治夏季感冒暑湿:广藿香6克,茉莉花、青葙花各3克,荷叶10克。以开水浸泡,时时饮服。用于夏季感冒暑湿、发热头胀、脘闷少食、小便短少。

• 利水消肿:广藿香、干姜、官桂、砂仁各3克,甘草30克,白术、茯苓、陈皮、泽泻各15克。将以上九味中药研成细末,每次取30克,用蜂蜜水调服,每天1剂。

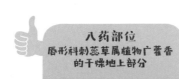

入药部位
唇形科刺蕊草属植物广藿香
的干燥地上部分

佩兰

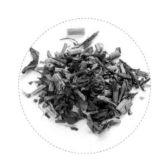

功效主治

具有化湿、解暑的功效。主治暑湿、寒热头痛；湿邪中阻、脘痞不饥、口中甜腻。

植物形态

多年生草本，根茎横走，茎直立。叶对生，在下部的叶常枯萎；中部的叶有短柄，叶片较大，通常3全裂或3深裂，中裂片较大；上部的叶较小，常不分裂。头状花序多数在茎顶及枝端排成复伞房花序，总苞钟状，覆瓦状排列；每个头状花序具花4~6朵，花白色或带微红色，全部为管状花。花期8~11月。

花两性，全部为管状花。

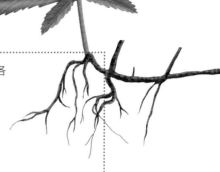

药材性状

茎多子直，少分枝，呈圆柱形或扁压状。表面黄棕色或黄绿色，有纵纹及明显的节，节不膨大。质脆，易折断，折断面类白色，可见韧皮部纤维伸出，木质部有疏松的孔，中央有髓，有时中空。叶片多皱缩，破碎，色暗绿或微带黄，质薄而脆。气微香。

中药常识

别名: 兰草、水香、都梁香、大泽兰、兰泽、燕尾香、香水兰、孩儿菊、千金草、省头草、女兰、香草、醒头草、石瓣、针尾凤等。

性味归经: 性平，味辛，归脾、胃、肺经。

用法用量: 煎服，5~10克，鲜品加倍。

注意事项: 阴虚、气虚者忌用。

● 治腋臭: 佩兰、藿香各10克，茵陈蒿、香薷各30克，芦根45克，茉莉花5克。研为粗末，水煎，去渣，代茶饮。每日1剂。

入药部位
菊科泽兰属植物佩兰的干燥地上部分

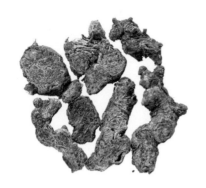

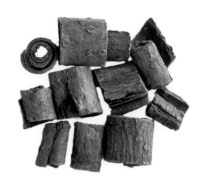

苍术

功效主治

　　具有燥湿健脾、祛风散寒的功效。主治湿盛困脾、倦怠嗜卧、脘痞腹胀、食欲不振、呕吐以及痢疾、疟疾、痰饮、水肿、风寒湿痹、足痿、夜盲。

植物形态

　　多年生草本。叶互生，革质基部叶花期脱落，边缘有刺状锯齿或重刺齿。头状花序生于茎枝先端，总苞圆柱形，总苞片5~8层，有纤毛；花多数，两性花或单性花多异株；花冠筒状，白色或稍带红色。花期8~10月，果期9~12月。

中药常识

别名：赤术、青术、仙术等。

性味归经：性温，味辛、苦，归脾、胃、肝经。

用法用量：煎服，5~10克。

注意事项：阴虚内热、出血者禁用，气虚多汗者慎用。

• 治湿疹：苍术、黄芩、黄柏各15克。水煎，去渣，取汁。用药液清洗患处，每日1次，重者2次。

• 治细菌性痢疾：苍术90克，制大黄、炙草乌、炒杏仁、川羌活各30克，共研细末，每服1.5克，每日2次。

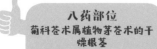
厚朴

功效主治

　　具有温中下气、燥湿除痰的功效。主治食积气滞、脘腹胀满、反胃、呕吐、痰饮咳喘、寒湿泻痢。

植物形态

　　落叶乔木，高5~15米，树皮紫褐色，椭圆状倒卵形，先端圆而有短急尖头。花与叶同时开放，单生于枝顶，杯状，白色；萼片与花瓣共9~12片，或更多，肉质；萼片长圆状倒卵形，淡绿白色，常带紫红色；花瓣匙形，白色。花期4~5月，果期9~10月。

中药常识

别名：厚皮、重皮、赤朴、烈朴、川朴等。

性味归经：性温，味辛、苦，归脾、胃、大肠经。

用法用量：煎服，3~10克；亦可入丸、入散。

注意事项：气虚津亏者及孕妇慎用。不宜与泽泻、寒水石、硝石同用。

• 治腹满，大便燥结：厚朴10克，大黄15克，枳实5枚。水煎，去渣，温服。每天1剂。

• 治脾胃不和，不思饮食：厚朴125克，炙甘草75克，苍术200克，陈皮125克。将以上四味中药研成细末。炼蜜为丸，如梧桐子大。每服10丸，盐汤嚼下。

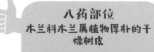

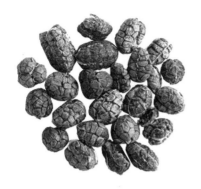
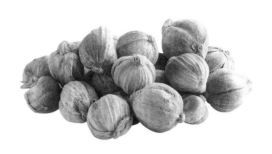

砂仁

功效主治

具有化湿行气、温中止泻、安胎的功效。主治腹痛胀满、胃呆食滞、以及妊娠恶阻、胎动不安等。

植物形态

多年生草本，根茎圆柱形，棕色茎直立。叶2列，无柄，叶片狭长圆形或线状披针形。花茎由根茎抽出，被细柔毛，具有鳞片叶，淡棕色；穗状花序球形，疏松；花冠管细，唇瓣倒卵状至匙形，白色，中部具有淡黄色及红色的斑点，先端有不整齐缺刻。花期3~6月，果期6~9月。

中药常识

别名：阳春砂、春砂仁、蜜砂仁等。

性味归经：性温，味辛，归脾、胃、肾经。

用法用量：煎服，3~6克。

注意事项：阴虚血燥、火热内炽者慎服。

• 治月经不调：砂仁、佛手、山楂各30克共浸入米酒500毫升中，7日后可服。每次15毫升。

• 治胃下垂：砂仁、白术、黄芪、太子参各6克，陈皮15克，升麻12克，枳壳18克，甘草、大黄各3克，制马钱子4克。水煎，去渣，温服。

八药部位
姜科豆蔻属植物阳春砂的干燥成熟果实

豆蔻

功效主治

具有化湿行气、温中止呕的功效。主治湿浊中阻、不思饮食、湿温初起、胸闷不饥、寒湿呕逆、胸腹胀痛、食积不消。

植物形态

多年生草本，丛生，高达2.5米。根茎横走，粗壮有节，茎圆柱状，直立或稍倾斜。叶2列，具短柄或无柄；叶片长椭圆形或狭长圆形，先端渐尖，基部渐狭。穗状花序从根茎。花期5~6月，果期9~10月。

中药常识

别名：白豆蔻等。

性味归经：性温，味辛，归肺、脾、胃经。

用法用量：煎服，3~6克，入汤剂宜后下。

注意事项：阴虚血燥者慎用。

• 治脾虚湿阻型胃炎：豆蔻、藿香、诃子各6克。共研成末，每服3克，姜汤送服。

• 治肠胃受湿，腹痛，饮食不化：豆蔻、诃子、陈皮、干姜各15克，厚朴22克。将以上五味中药研成粗末。每服5克，水煎，去渣，空腹温服，每日2次。

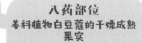

八药部位
姜科植物白豆蔻的干燥成熟果实

第六章
利水渗湿类中药

利水渗湿药，指能渗利水湿、通利小便的一类药物，因此，有利尿、抗菌、利胆等作用。利水渗湿药根据其药性和作用的不同，可分为利水消肿药、利尿通淋药和利湿退黄药。

湿有两种含意，一是有形的水分在体内潴留，形成水肿，尤以下肢水肿明显者，宜用利水渗湿药消除水肿。二是痰饮，黏稠的液体为痰，如慢性支气管炎就有大量痰液积留，胃炎等会引起水分或分泌物在胃内积留，以及体腔内的异常液体（胸水、腹水等）都属于痰饮，可适当配合利水渗湿药治疗。

利水消肿药

　　主要用于脾不健运、水湿停留，肾及膀胱气化不行所致的水肿、小便不利、痰饮眩悸，以及水走大肠引起的水湿泄泻等证。

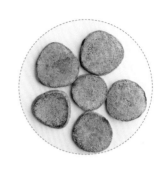

泽泻

叶片椭圆形至卵形。

功效主治

　　具有利水消肿、渗湿、泻热的功效。主治小便不利、水肿胀满、呕吐、泻痢、尿血等，水湿内停之尿少、水肿、泻痢及湿热淋浊等。

植物形态

　　多年生沼泽植物，地下有块茎，球形。叶基生，叶片先端急尖或短尖，两面均光滑无毛。花茎由叶丛中生出，总花梗通常5~7个，轮生状圆锥花序；小花梗长短不等，白色，倒卵形。花期6~8月，果期7~9月。

药材性状

　　呈类球形、椭圆形或卵圆形，表面黄白色或淡黄棕色，有不规则的横向环状浅沟纹及多数细小突起的须根痕，底部有的有瘤状芽痕。质坚实，断面黄白色，粉性，有多数细孔。气微。

中药常识

别名：水泻、芒芋、鹄泻、泽芝、及泻、天鹅蛋、天秃、禹孙等。

性味归经：性寒，味甘，归肾、膀胱经。

用法用量：煎服，5~10克。

注意事项：肾虚精滑者忌用。不宜与海蛤、文蛤同用。

●治头目昏眩：泽泻10克，白术6克。水煎，去渣，温服。

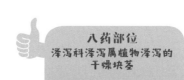

入药部位
泽泻科泽泻属植物泽泻的干燥块茎

薏苡仁

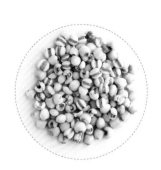

功效主治

　　具有补肺健脾、清热利湿、利水消肿、排脓的功效。主治脾虚湿滞导致的泄泻、湿痹、筋脉拘挛、屈伸不利、水肿、脚气、肺痿、肺痈、肠痈、淋浊、白带。

植物形态

　　一年或多年生草本,高 1~1.5 米。须根较粗,秆直立,约具 10 节。叶片线状披针形,长达 30 厘米,边缘粗糙,中脉粗厚,于背面凸起。总状花序腋生成束;雌小穗位于花序之下部,雄小穗常 2~3 枚生于一节。花期 7~9 月,果期 9~10 月。

叶片边缘粗糙,中脉粗厚,于背面凸起。

药材性状

　　呈宽卵形或长椭圆形,表面乳白色,光滑,偶有残存的黄褐色种皮。一端钝圆,另端较宽而微凹,有一淡棕色点状种脐。背面圆凸,腹面有一条较宽而深的纵沟。质坚实,断面白色,粉性。气微。

中药常识

别名:苡仁、土玉米、薏米、起实、薏珠子、草珠珠、回回米、米仁、六谷子。

性味归经:性凉,味甘、淡,归脾、胃、肺经。

用法用量:煎服,9~30 克。生用清利湿热,炒用健脾止泻。

注意事项:津液不足者慎用。

• 治水肿,小便不利:薏苡仁 50 克,郁李仁 15 克。将郁李仁研烂,用水滤取药汁。用郁李仁汁和薏苡仁煮成饭。分 2 次食用。

• 大便秘结、小便短赤:薏苡仁 15 克,冬瓜子 30 克,桃仁 10 克,牡丹皮 6 克。水煎,去渣,温服。

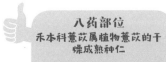

入药部位
禾本科薏苡属植物薏苡的干燥成熟种仁

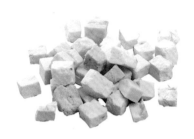

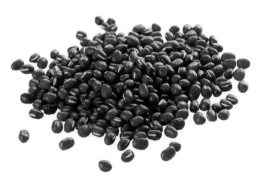

茯苓

功效主治

　　具有利水消肿、渗湿、健脾、宁心安神的功效。主治小便不利、水肿胀满、痰饮咳逆、泄泻、呕吐、遗精、淋浊、惊悸、健忘。

植物形态

　　菌核球形、卵形、椭圆形至不规则形，重量也不等。外面具厚而多皱褶的皮壳，深褐色，新鲜时软干后变硬；内部白色或淡粉红色，粉粒状。子实体生于菌核表面，白色，肉质，老后或干后变为浅褐色。

赤小豆

功效主治

　　具有利水消肿、消热退黄、解毒排脓的功效。用于水肿胀满，脚气肢肿，黄疸尿赤，风湿热痹，痈肿疮毒，肠痈腹痛。

植物形态

　　一年生半攀缘草本。三出复叶，托叶披针形或卵状披针形；小叶3枚，披针形、矩圆状披针形至卵状披针形，两面均无毛，仅叶脉上有疏毛，纸质。总状花序腋生，小花多数，小花柄极短，花冠蝶形，黄色，旗瓣肾形，顶面中央微凹。花期5~8月。

中药常识

别名：云苓、松苓等。

性味归经：性平，味甘、淡，归心、肺、脾、肾经。

用法用量：煎服，9~15克。

注意事项：虚寒精滑者忌用。

●治小便不利，头痛微热：茯苓、白术、猪苓各9克，泽泻15克，桂枝6克。水煎，去渣，热服。具有利水渗湿、温阳化气的作用。

中药常识

别名：赤豆、红小豆等。

性味归经：味甘、酸，性平，归心、小肠经。

用法用量：9~30克。外用适量，研末调敷。

注意事项：尿多者忌用。

●治疗流行性腮腺炎：赤小豆50~70粒研成细粉，和入温水、鸡蛋清或蜜调成稀糊状，摊在布上，敷于患处。

八药部位
多孔菌科真菌茯苓的干燥菌核

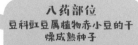

八药部位
豆科豇豆属植物赤小豆的干燥成熟种子

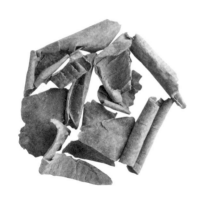
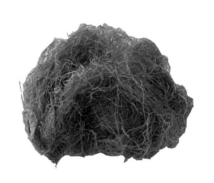

冬瓜皮

功效主治

具有利水消肿、清热解暑的功效。可以用于治疗水肿、小便不利、泄泻、疮肿、暑热口渴、小便短赤等。

植物形态

一年生蔓生或架生草本。茎被黄褐色硬毛及长柔毛，有棱沟。单叶互生，叶柄粗壮，被黄褐色硬毛及长柔毛；叶片肾状近圆形，叶脉网状，在叶背面稍隆起，密被毛。花单性，雌雄同株；花单生于叶腋，花梗被硬毛；花萼筒宽钟形，裂片三角卵形，边缘有锯齿，反折；花冠黄色。花期5~6月，果期6~8月。

中药常识

别名：无。

性味归经：性凉，味甘，归脾、小肠经。

用法用量：煎服，15~30克。

注意事项：因营养不良而致虚肿者慎用。

●治肾炎，小便不利，全身浮肿：冬瓜皮、西瓜皮、白茅根18克，玉米须12克，红小豆90克。水煎，去渣，早、中、晚分3次服用。

玉米须

功效主治

具有利尿消肿、清肝利胆的功效。主治肾炎水肿、脚气、黄疸肝炎、高血压、胆囊炎、胆结石、糖尿病、吐血、鼻渊、乳痈。

植物形态

一年生栽培植物，秆粗壮，直立，通常不分枝，基部节处常有气生根。叶片宽大，线状披针形，边缘呈波状皱褶，具强壮中脉。在秆顶着生雄性开展的圆锥花序；雄花序的分枝三棱状，每节有2雄小穗，1无柄，1有短柄；在叶腋内抽出圆柱状的雌花序，雌花序外包有多数鞘状苞片。花、果期7~9月。

中药常识

别名：玉蜀黍蕊、棒子毛等。

性味归经：性平，味甘，归膀胱、肝、胆经。

用法用量：煎服，干品30~60克，鲜品加倍。

注意事项：阴虚火旺、尿急尿频者忌用。

●治产后小便不通：新鲜玉米须60克，鲜冬瓜皮50克，陈皮15克。水煎，去渣，温服。每日1剂。

八药部位
葫芦科冬瓜属植物冬瓜的干燥外层果皮

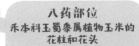
八药部位
禾本科玉蜀黍属植物玉米的花柱和花头

利尿通淋药

　　利尿通淋药味多苦寒或甘淡而寒，主入膀胱，肾经。苦能降泄，寒能清热，走下焦，尤能清利下焦湿热，善于利尿通淋，多用治小便短赤，血淋，石淋和膏淋等。

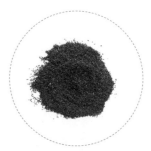

车前子

功效主治

　　具有利尿通淋、渗湿止泻、明目、祛痰的功效。主治湿热下注所致小便淋沥涩痛，肝火上炎所致目赤肿痛，肝肾不足所致的眼目昏花、迎风流泪，肺热咳嗽。

植物形态

　　多年生草本，根状茎粗短，有须根。叶基生，近直立，卵形或阔卵形，两面无毛或被短柔毛。花茎数个，花淡绿色，每朵花有宿存苞片1枚，三角形；花冠小，膜质，花冠管卵形，向外反卷。花期6~7月，果期8~9月。

药材性状

　　呈椭圆形或不规则长圆形，稍扁，长2毫米，宽1毫米。表面棕褐色或黑棕色。放大可见细密网纹，种脐淡黄色，椭圆凹窝状。气味无，嚼之带黏液性。

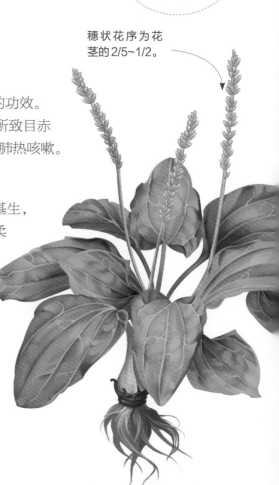

穗状花序为花茎的2/5~1/2。

中药常识

别名：车前实、虾蟆衣子、猪耳朵穗子、凤眼前仁等。

性味归经：性微寒，味甘，归肾、肝、肺、小肠经。

用法用量：入纱袋煎服，9~25克。

注意事项：无湿热者及孕妇忌用。肾虚、遗精者慎用。

● 治小便赤涩：车前子、瞿麦、萹蓄、滑石、山栀子仁、炙甘草、木通、大黄各50克。将以上中药研细末。每服10克，水煎，去渣，饭后及睡前服用。

八药部位
车前科车前属植物车前的干燥成熟种子

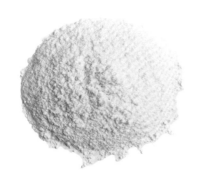

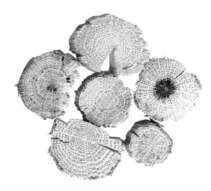

滑石

功效主治

具有利尿通淋、清热解暑、收湿敛疮的功效。主治暑热烦渴、小便不利、热淋、石淋、尿热涩痛、热痢、黄疸、水肿、鼻出血，外用可治皮肤湿烂、脚气。

矿物形态

单斜晶系。晶体呈六方形或菱形板状，但完好的晶体极少见，通常为粒状和鳞片状的致密块体。淡绿色、白色或灰色。条痕白色或淡绿色，光泽脂肪状，解理面显珍珠状，半透明至不透明。有滑腻感。块滑石能被锯成任何形状，薄片能弯曲，但无弹性。

中药常识

别名：画石、液石等。

性味归经：性寒，味甘淡，归膀胱、肺、胃经。

用法用量：入纱袋煎服，10~20克；外用适量。

注意事项：脾虚、热病伤津者及孕妇忌用。

• 治热淋，小便赤涩热痛：滑石120克。研成细末。每服10克，煎汤送服。不拘时候，每日1剂。

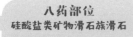

八药部位
硅酸盐类矿物滑石族滑石

木通

功效主治

具有利尿通淋、清心火、通络下乳，主治淋浊、水肿、胸中烦热、喉咙疼痛、口舌生疮、遍身拘痛、乳汁不通、经闭、痛经等。

植物形态

落叶攀缘灌木，高达10米。茎褐色，圆形，有条纹，光滑无毛。三出复叶，互生；叶柄长，上面有槽。花单性，雌雄异株，总状花序腋生，雄花黄色，花萼6片，长圆形，花瓣小；雌花与雄花同。花期3~5月，果期8~10月。

中药常识

别名：地海参、附支等。

性味归经：性寒，味苦，有毒，归心、小肠、膀胱经。

用法用量：煎服，3~6克。

注意事项：本品不宜过量使用。孕妇忌用。内无湿热者、儿童及年老体弱者慎用。

• 治经闭及月经不调：木通、牛膝、生地黄、延胡索各5克。水煎，去渣，温服。

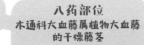

八药部位
木通科大血藤属植物大血藤
的干燥藤茎

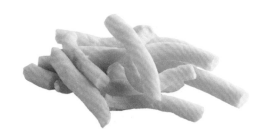

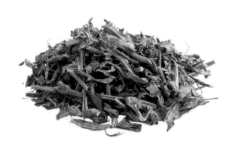

通草

功效主治

　　具有利尿通淋、通气的功效。主治淋病涩痛、小便不利、水肿尿少、小便短赤、产后乳少、目昏鼻塞。小通草是旌节花或青荚叶的干燥精髓，能清热、利尿、下乳。

植物形态

　　灌木。茎木质而不坚，中有白色的髓。叶大，通常聚生于茎的上部，掌状分裂，基部心脏形。花小，有柄，多数球状伞形花序排列成大圆锥花丛；苞片披针形；萼不明显；花瓣4片，白色，卵形，头锐尖。花期8月，果期9月。

瞿麦

功效主治

　　具有利尿通淋、破血通经的功效，用于治疗热淋、血淋、石淋、小便不通、水肿、经闭、痈肿、视物不清、痈疽肿痛等。

植物形态

　　多年生草本。茎丛生，直立，不分枝或上部稍分枝，无毛。叶对生，无柄，叶片线形或线状披针形。疏散的聚伞花序顶生或花单生于叶腋，花梗细长，无毛；花萼长圆筒形，粉绿色或淡紫红色，具多数脉纹，花瓣5片。花期7~8月，果期8~9月。

中药常识

别名：通花根、大通草、白通草、方通、泡通等。
性味归经：性微寒，味甘、淡，归肺、胃经。
用法用量：煎服，3~5克。

注意事项：孕妇慎用。
●治淋病涩痛，小便不利：大通草5克，冬葵子8克，滑石12克，石韦6克。水煎，去渣，早、中、晚分3次服用。

中药常识

别名：十样景花、山瞿麦、剪茸花等。
性味归经：性寒，味苦，归心、小肠经。
用法用量：煎服，9~15克。

注意事项：孕妇忌用。
●治经闭，月经不调：瞿麦、桃仁、红花、丹参、赤芍各9克。水煎，去渣，温服。

入药部位
五加科植物通脱木的干燥茎髓

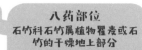
入药部位
石竹科石竹属植物瞿麦或石竹的干燥地上部分

利湿退黄药

多苦寒，苦泄寒清而利湿，利胆退黄，用于湿热黄疸证。

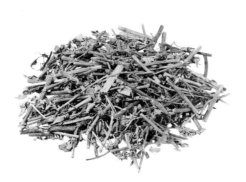

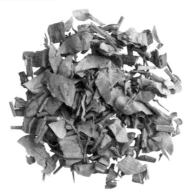

茵陈

功效主治

具有清利湿热、利胆退黄、解毒疗疮的功效。主治湿热黄疸、小便不利、风痒疮疥。

植物形态

多年生草本或半灌木状。叶一至三回羽状深裂，下部裂片较宽短，常被短绢毛。头状花序小而多，密集成复总状；总苞片3~4层，外层卵形，内层椭圆形，中央绿色，花黄色。花期9~10月，果期10~12月。

金钱草

功效主治

具有利湿通黄、利尿通淋、解毒消肿的功效。主治肝胆结石及尿路结石、黄疸、水肿、疮毒痈肿、咳嗽、淋浊带下、小儿疳积、惊痫、疥癣、湿疹。

植物形态

多年生蔓生草本。叶对生，叶片卵圆形、近圆形至肾圆形。花单生于叶腋，花冠黄色，辐状钟形。花期5~7月，果期

中药常识

别名：马先、茵陈蒿等。

性味归经：性微寒，味辛、苦，归脾、胃、肝、胆经。

用法用量：煎服，6~15克；外用适量，煎汤熏洗等。

注意事项：蓄血发黄者及血虚萎黄者慎用。

• 治小便不利：茵陈18克，栀子12克，大黄6克。先煎茵陈，再放入栀子和大黄，煎至汤浓，去渣，取汁，早、中、晚分3次服用。

中药常识

别名：镜面草、翠屏等。

性味归经：性微寒，味甘、咸，归肝、胆、肾、膀胱经。

用法用量：煎服，15~60克，鲜品加倍；外用适量。

注意事项：脾虚泄泻者忌捣汁生用。

• 治腮腺炎：新鲜金钱草50克。洗净，加少量盐捣烂，敷于肿处，不论一侧或两侧腮腺肿大，均两侧同时敷药。

👍 **入药部位**
菊科蒿属植物茵陈蒿的干燥地上部分

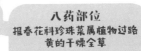
👍 **入药部位**
报春花科珍珠菜属植物过路黄的干燥全草

第七章
温里类中药

　　温里类中药主要作用为温里祛寒，温里药味多辛甘，性主温热，以归心，肾，脾，胃经为主，可以用治里寒证。温里药多为辛热燥烈之品，易耗阴助火，凡实热证，阴虚火旺，津血亏虚者忌用；孕妇和气候炎热时慎用。

附子

功效主治

具有回阳救逆、补火助阳、散寒止痛的功效。主治阴盛亡阳、大汗亡阳，阳虚所致的吐泻厥逆、肢冷脉微、心腹冷痛、冷痢、脚气水肿、小儿慢惊、风寒湿痹、阴疽疮疡以及一切沉寒痼冷之疾等。生附子有毒，炮制后毒性大大降低。黑顺片和淡附片加工不同，药效几乎一样，黑顺片温阳性稍强。

植物形态

同本书第 67 页，川乌的植物形态。

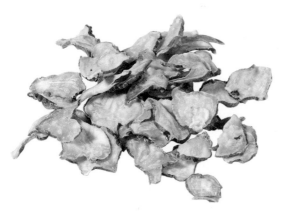

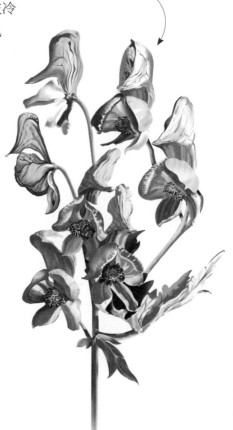

总状圆锥花序，花序轴有贴伏的柔毛。

药材性状

选取较大的泥附子洗净泥土，浸入盐卤和食盐的混合液中，每日取出晒晾，并逐渐延长晒晾的时间，直至附子表面出现大量结晶盐粒，并体质变硬为止，俗称"盐附子"。

● 治寒湿型腹泻：附子、人参、干姜、炙甘草、白术各 90 克。将以上五味中药研成细末，炼蜜为丸，共做 30 丸。每服 1 丸，水煎，去渣，饭前趁热服用。

中药常识

别名：无。

性味归经：性大热，味辛、甘，归心、肾、脾经。

用法用量：煎服，3~15 克，有毒，先煎 0.5~1 小时，至口感无麻辣为度。

注意事项：孕妇及阴虚阳亢者忌用。生品外用，内服炮制品。本品因炮制或煎法不当，或用量过大，容易引起中毒。

入药部位
毛茛科植物乌头的子根的加工品

吴茱萸

功效主治

具有散寒止痛，降逆止呕、助阳止泻的功效。能治疗寒凝疼痛（厥阴头痛、寒疝腹痛、寒湿脚气肿痛、痛经）、胃寒呕吐、虚寒泄泻等。

植物形态

常绿灌木或小乔木。奇数羽状复叶，对生，小叶2~4对，椭圆形至卵形，全缘，罕有不明显的圆锯齿。花单性，雌雄异株，雄花有雄蕊5枚；雌花较大，具退化雄蕊5枚，鳞片状。花期6~8月，果期9~10月。

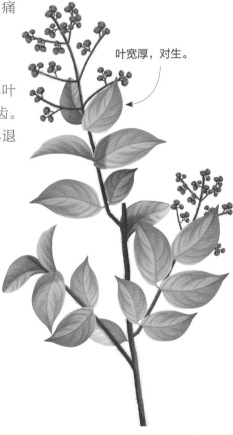

叶宽厚，对生。

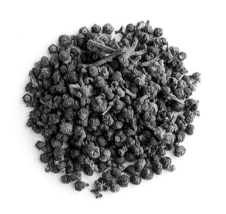

药材性状

呈球形或略呈五角状扁球形，表面暗黄绿色至褐色，粗糙，有多数点状突起或凹下的油点。顶端有五角星状的裂隙，基部残留被有黄色茸毛的果梗。质硬而脆，横切面可见子房5室，每室有淡黄色种子1粒。气芳香浓郁。

• **治呕而胸满，干呕，头痛**：吴茱萸、人参各9克，生姜18克，大枣4枚。水煎，去渣，温服，每日分3次服。

中药常识

别名：吴萸、茶辣、漆辣子、臭辣子树、左力纯幽子、米辣子等。

性味归经：性热，味辛、苦，有小毒，归肝、脾、胃、肾经。

用法用量：煎服，1.5~4.5克；外用适量。

注意事项：本品易耗气动火，不宜多用久服。阴虚有热者忌用。

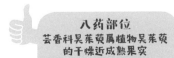

入药部位
芸香科吴茱萸属植物吴茱萸的干燥近成熟果实

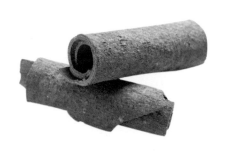

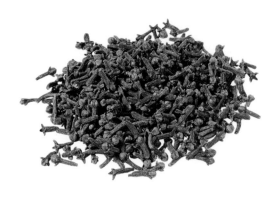

肉桂

功效主治

　　具有补火助阳、散寒止痛、温络通脉的功效。主治命门衰、畏寒肢冷、亡阳虚脱、腰膝冷痛、腹痛溏泄、阳痿、宫冷、胸痹、阴疽、闭经、痛经等。

植物形态

　　常绿乔木。叶互生，长椭圆形至近披针形，先端尖，基部钝，全缘，上面绿色，有光泽，下面灰绿色，被细柔毛。圆锥花序腋生或近顶生，花小，直径约3厘米，黄绿色，椭圆形。花期5~7月，果期至翌年2~3月。

丁香

功效主治

　　具有温中降逆、散寒止痛、温肾助阳的功效。主治胃寒胀痛、呃逆、吐泻；脘腹冷痛、阳痿、宫冷、痹痛、疝痛、牙痛等。

植物形态

　　常绿乔木。叶对生，叶柄细长，向上渐短；叶片长倒卵形或椭圆形，先端渐尖。聚伞圆锥花序顶生，花有浓香，花萼肥厚，绿色后转紫红色，管状；花冠白色稍带淡紫，基部管状，较萼稍长，先端具4裂片。花期4~5月。

中药常识

别名：玉桂、牡桂等。

性味归经：性大热，味辛、甘，归脾、肾、心、肝经。

用法用量：煎服宜后下，1~4.5克。

注意事项：阴虚火旺、血热者及孕妇忌用。

● 治畏寒肢冷，阳痿遗精：肉桂、山茱萸、炙甘草各3克，熟地黄、杜仲各9克，山药、枸杞子、附子各6克。水煎，去渣，取汁，温服。

中药常识

别名：丁子香、支解香、公丁香、鸡舌香等。

性味归经：性温，味辛，归脾、胃、肺、肾经。

用法用量：煎服，1~3克；外用适量。

注意事项：热证及阴虚内热者忌用。

● 治小儿吐逆：丁香、半夏（生用）各50克。将以上两味中药研成细末，姜汁和丸，如绿豆大。每服20丸，姜汤送服。

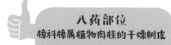

入药部位
樟科樟属植物肉桂的干燥树皮

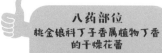

入药部位
桃金娘科丁子香属植物丁香的干燥花蕾

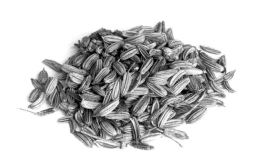

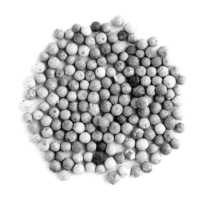

小茴香

功效主治

具有散寒止痛、理气和胃的功效。主治寒伤脾胃引起的胃脘寒痛、得热则缓、受寒则重，肾阳不足引起的遗尿、腰膝酸软等，还可治疗寒疝腹痛、痛经。

植物形态

多年生草本，高 0.4~1 米，全株有粉霜，有强烈香气。茎直立，上部分枝，有棱。叶互生，二至四回羽状细裂，最终裂片丝状。复伞形花序顶生，无总苞和小总苞；花梗 5~30 个；花小，金黄色。花期 6~7 月，果期 8~9 月。

中药常识

别名：怀香、香丝菜、茴香等。

性味归经：性温，味辛，归肝、脾、胃、肾经。

用法用量：煎服，3~6 克；外用适量。

注意事项：热证及阴虚火旺者忌用。

• 治胃脘寒痛：小茴香、枳壳各 6 克，乌药 10 克，川厚朴 7 克，佛手 9 克，陈皮、甘草各 8 克。水煎，去渣，每日分 2 次趁温服用。

入药部位
伞形科茴香属植物茴香的果实

胡椒

功效主治

具有温中散寒、下气消痰的功效。主治胃寒食积、胃腹冷痛、呕吐清水、反胃、肠鸣腹泻、冷痢及癫痫证。

植物形态

常绿藤本，茎长可达 5 米，多节。叶互生，上面有浅槽；叶革质，阔卵形或卵状长椭圆形，先端尖。花单性，雌雄异株，成为杂性，成穗状花序，侧生于茎节上；总花梗与叶柄等长；每花有一盾状或杯状苞片，陷入花轴内。花期 4~10 月，果期 10 月至翌年 4 月。

中药常识

别名：玉椒、浮椒等。

性味归经：性热，味辛，归胃、大肠经。

用法用量：煎服，2~4 克；研末服，0.6~1.5 克；也可适量外用。

注意事项：胡椒性热，不可多食。孕妇慎用。风热感冒、湿热实火及阴虚有火者忌用。

• 治胃寒胃痛：胡椒 1.5 克，甜杏仁 5 个，大枣 3 枚。将以上三味中药研成细末，温开水送服。成人每日 1 次，儿童酌情减量。

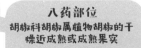

入药部位
胡椒科胡椒属植物胡椒的干燥近成熟或成熟果实

第八章
理气类中药

凡具有疏畅气机、调整脏腑功能、平降气逆、消除气滞的药物，称为理气药。因其善于行散气滞故又称为行气药，作用较强者称为破气药。

理气药味多辛、苦，性温，气味芳香，能入脾、胃、肺、肝经，具有行气消胀、解郁止痛、降逆等功效，主要治疗气滞、气郁和气逆证。中医理论认为气运行于全身，贵在流通疏畅，如果某些脏腑、经络发生病变，使气的流通发生障碍，则会出现气滞。

陈皮

功效主治

具有理气健脾、燥湿化痰的功效。主治脾胃气滞引起的胸膈痞满、恶心呕吐、脘腹胀满；痰湿壅肺引起的咳嗽、咳痰等。

植物形态

常绿小乔木。单生复叶，翼叶通常狭窄，叶长卵状披针形。花黄白色，单生或簇生于叶腋，花柱细长。花期4~5月，果期10~12月。

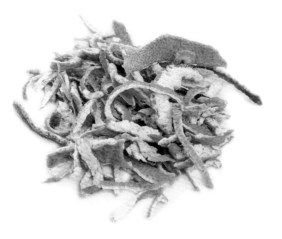

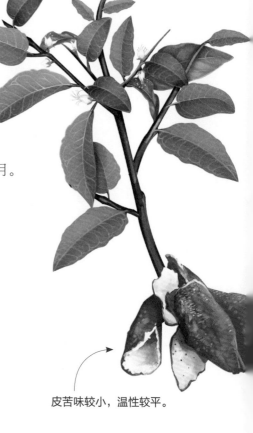

皮苦味较小，温性较平。

药材性状

常剥成数瓣，基部相连，有的呈不规则的片状。外表面橙红色或红棕色，有细皱纹及凹下的点状油室；内表面浅黄白色，粗糙，附黄白色或黄棕色筋络状维管束。质稍硬而脆。气香。

● **治泄泻下痢**：陈皮9克，藿香10克。虚者，加白术15克，茯苓10克，甘草5克；实者，加枳实15克，厚朴10克，木香5克。水煎，去渣，温服。

中药常识

别名：橘皮、红皮、广橘皮、柑皮等。

性味归经：性温，味辛、苦，归脾、肺经。

用法用量：煎服，3~9克。

注意事项：有阴虚燥咳、吐血及内有实热者慎用。

入药部位
芸香科柑橘属植物橘及其栽培变种的干燥成熟果皮

香附

功效主治

具有疏肝解郁、调经止痛、理气调中的功效。主治肝胃不和、气郁不舒、胸腹胁肋胀痛、月经不调、痛经、乳房肿痛、崩漏带下及气滞腹痛。

植物形态

多年生草本。叶丛生于茎基部，叶片线形，全缘。花序复穗状，3~6个在茎顶排成伞状，每个花序具3~10个小穗，线形。花期5~8月，果期7~11月。

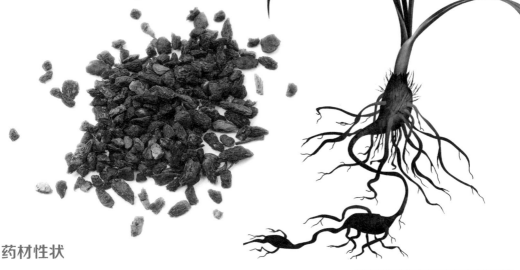

叶窄线形，短于杆。

药材性状

呈纺锤形，有的略弯曲，表面棕褐色或黑褐色，有纵皱纹，去净毛须者较光滑，环节不明显。生晒者断面色白而显粉性，内皮层环纹明显，中柱色较深，点状维管束散在。气香。

● 气滞血瘀型痛经：香附、益母草各9克，丹参15克，白芍10克。水煎，去渣，取汁，温服，时时饮之，行经前3~5天开始，每日1剂，早、晚各1次。

中药常识

别名：香头草、回头青、雀头香、莎草根、雷公头、猪通草茹、苦羌头等。

性味归经：性平，味辛、微苦、微甘，归肝、三焦、脾经。

用法用量：煎服，6~9克。

注意事项：气虚无滞者慎用；阴虚、血热者禁用。

入药部位
莎草科莎草属植物莎草的干燥根茎

柿蒂

功效主治

具有降气止呃的功效，可以用于治疗胃气上逆所致的各种呃逆。

植物形态

落叶乔木，树皮鳞片状开裂，灰黑色；枝深棕色，具棕色皮孔。叶互生，叶柄有柔毛，叶片椭圆形至倒卵形。花杂性，雄花成聚伞花序，雌花单生叶腋，黄白色，花萼下部短筒状。花期 5 月，果期 9~10 月。

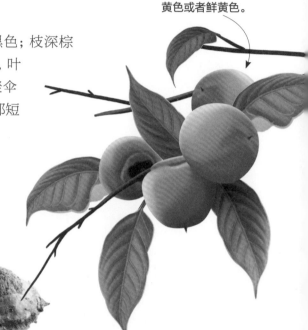

浆果卵圆球形，橙黄色或者鲜黄色。

药材性状

呈扁圆形，中央较厚，微隆起，有果实脱落后的圆形疤痕，边缘较薄，4 裂，裂片多反卷，易碎；基部有果梗或圆孔状的果梗痕。外表面黄褐色或红棕色，内表面黄棕色，密被细茸毛。质硬而脆。无臭，味涩。

• **治胸满咳逆不止**：柿蒂、丁香各 30 克。将柿蒂和丁香细切。每服 12 克，加姜片水煎，去渣，取汁，热服，不拘时候。

• **治伤寒呕哕不止**：柿蒂 6 克，白梅 4 克。将柿蒂和白梅研成粗末。水煎，去渣，取汁，温服，不拘时候。

中药常识

别名：柿钱、柿丁、柿子把、柿萼等。

性味归经：性平，味苦、涩，归胃经。

用法用量：煎服，4.5~9 克。

注意事项：体内有寒者慎用。

八药部位
柿科柿属植物柿的干燥宿萼

乌药

功效主治

具有行气止痛、温肾散寒的功效。可以用于治疗寒凝气滞所致的胸腹诸痛证以及尿频、遗尿。

植物形态

常绿灌木或小乔木。叶互生，革质，椭圆形至广倒卵形，叶柄短。伞形花序腋生，几乎无总梗；花单性，黄绿色；花被 6 片。花期 3~4 月，果期 10~11 月。

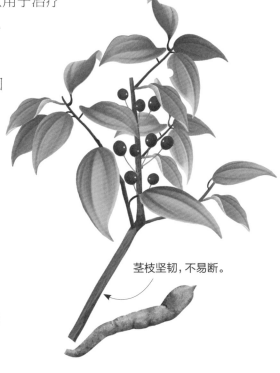

茎枝坚韧，不易断。

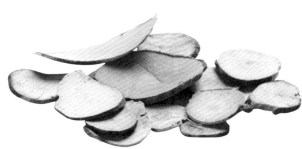

药性状态

多呈纺锤状，略弯曲，有的中部收缩成连珠状，表面黄棕色或黄褐色，有纵皱纹及稀疏的细根痕。质坚硬，切面黄白色或淡黄棕色，射线放射状，可见年轮环纹，中心颜色较深。气香。

• **行气活血、散寒止痛**：乌药、元胡各 9 克，半枝莲 15 克，蜂蜜 20 克。除蜂蜜外三味药加水煎煮 20 分钟后，调入蜂蜜，温服。

中药常识

别名：旁其、天台乌药、鳑魮、矮樟等。

性味归经：性温，味辛，归肺、脾、肾、膀胱经。

用法用量：煎服，3~9 克。

注意事项：气虚、内热者忌用。

入药部位
樟科山胡椒属植物乌药的干燥块根

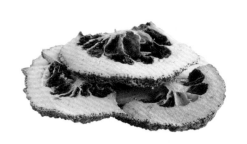

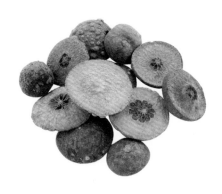

香橼

功效主治

　　具有疏肝解郁、理气和中、燥湿化痰的功效。主治肝郁胸胁胀痛、胃痛胀满、呕恶食少、痰饮咳嗽、胸膈不利等。

植物形态

　　常绿小乔木。枝具短而硬的刺，叶大，互生，叶片长圆形或长椭圆形，边缘有锯齿。短总状花序，顶生及腋生，花3~10朵丛生，花瓣5片，白色，外面淡紫色。花期4月，果期8~9月。

枳实

功效主治

　　具有破气消积、化痰除痞的功效。主治积滞内停、水肿食积、大便秘结、胸痹、胃下垂、子宫脱垂、脱肛等。

植物形态

　　小乔木。叶退化成单叶状，互生，叶柄有狭长形或倒心脏形的翼；叶片长椭圆形，背脉明显。花排列成总状花序，亦有单生或簇生于叶腋内，花瓣5片，白色，长椭圆形。花期4~5月，果期11月。

中药常识

别名：枸橼、钩缘干等。

性味归经：性温，味辛、微苦、酸，归肝、脾、胃、肺经。

用法用量：煎服，3~9克。

注意事项：阴虚血燥及孕妇气虚者慎用。

•治气逆不进饮食：香橼20克，川贝50克，当归45克，通草、西瓜皮各30克，甜桔梗9克。将以上六味中药研成细末，用白檀香劈碎煎浓汁制为丸，如梧子大。每服9克，开水送服。

中药常识

别名：鹅眼枳实。

性味归经：性温，味苦、辛、酸，归脾、胃、大肠经。

用法用量：煎服，3~9克，大量可用至30克。炒后性较平和。

注意事项：孕妇慎用。

•治腹脘胀痛：炒枳实、大黄、神曲各15克，茯苓、黄芩、黄连、白术各9克，泽泻6克。将以上中药研细末，汤浸蒸饼为丸，如梧桐子大，每服50丸，温水送服，每日2次。

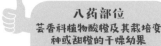

入药部位
芸香科植物枸橼或香圆的成熟果实

入药部位
芸香科植物酸橙及其栽培变种或甜橙的干燥幼果

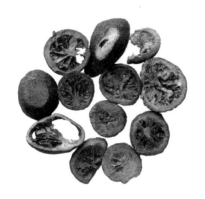

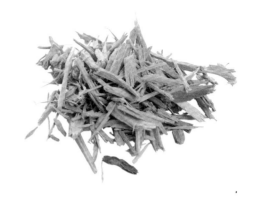

青皮

功效主治

具有疏肝破气、消结化滞的功效。主治气滞所致胸胁胃脘疼痛、疝气、食积腹痛、乳肿、久疟痰块等。

植物形态

常绿小乔木或灌木，枝细，多有刺。叶互生；叶柄有窄翼，顶端有关节，叶片披针形或椭圆形，具不明显的钝锯齿。花单生或数朵丛生于枝端或叶腋；花萼杯状，花瓣5片，白色或带淡红色，开时向上反卷。花期3~4月，果期10~12月。

檀香

功效主治

具有行气止痛、散寒调中的功效。可以用于治疗寒凝气滞、胸腹冷痛、胃脘寒痛、呕吐食少等。

植物形态

常绿小乔木，枝具条纹，有多数皮孔和半圆形的叶痕。叶片椭圆状卵形。三歧聚伞式圆锥花序腋生或顶生，花被管钟状。花期5~6月，果期7~9月。

中药常识

别名：四花青皮等。

性味归经：性温，味苦、辛，归肝、胆、胃经。

用法用量：煎服，3~9克。醋炙疏肝止痛力强。

注意事项：气虚者忌用。

•治肝硬化：青皮、陈皮、黄连各30克，香附120克，苍术、半夏、针砂各60克，白术、苦参各15克。将以上九味中药研成细末，面糊为丸。每服3~6克。

中药常识

别名：山葫芦，灰木、砒霜子、蛤蟆涎、白花茶、牛筋叶、檀花青等。

性味归经：性温，味辛，归脾、胃、心、肺经。

用法用量：煎服，2~5克，宜后下；入散、入丸，1~3克。

注意事项：阴虚火旺、实热鼻衄者慎用。

•治萎缩性胃炎：檀香5克，玉竹、丹参各30克，山楂、砂仁各10克。水煎，去渣，温服，早晚分2次服用。

入药部位
芸香科植物橘及其栽培变种的干燥幼果或未成熟果实的果皮

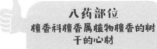

入药部位
檀香科檀香属植物檀香的树干的心材

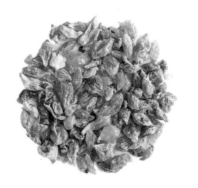

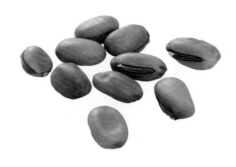

薤 (xiè) 白

功效主治

具有通阳散结、行气导滞的功效。主治胸痹心痛彻背、胸脘痞闷、泻痢后重等。

植物形态

多年生草本，鳞茎近球形，外被白色膜质鳞皮。叶基生，叶片线形。花茎由叶丛中抽出，单一；伞形花序密而多花，近球形，顶生；花梗细，淡紫粉红色或淡紫色。花期 6~8 月，果期 7~9 月。

刀豆

功效主治

具有降气、止呃、温肾助阳的功效。主治虚寒呃逆、呕吐、肾虚、腰痛、胃痛等。刀豆果壳具有通经活血、止泻的功效，可以用于治疗腰痛、久痢、经闭等。

植物形态

一年生缠绕草质藤本。茎无毛。三出复叶，小叶片阔卵形或卵状长椭圆形。总状花序腋生，花疏，有短梗；花冠淡红色或淡紫色，蝶形。花期 6~7 月，果期 8~10 月。

中药常识

别名：小根蒜、山蒜、苦蒜、小么蒜、小根等。

性味归经：性温，味辛、苦，归肺、胃、大肠经。

用法用量：煎服，5~9 克。

注意事项：阴虚发热、气虚者忌用。不宜与韭菜共用。

● **治干呕不止**：薤白 6 克，生姜 15 克，陈皮 9 克。水煎，去渣，取汁。分 2 次温服。

中药常识

别名：挟剑豆、野刀板藤、葛豆、刀豆角等。

性味归经：性温，味甘，归胃、肾经。

用法用量：煎服，6~9 克。

注意事项：胃热盛者慎用。

● **治百日咳**：刀豆 9 克，甘草 3 克，冰糖适量。水煎，去渣，取汁。频频服用。

入药部位
百合科葱属植物小根蒜或薤的干燥鳞茎

入药部位
豆科刀豆属植物刀豆的干燥成熟种子

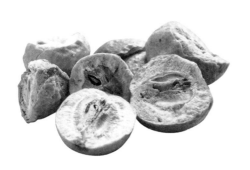

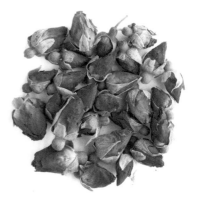

川楝（liàn）子

功效主治

　　具有行气、止痛杀虫的功效。主治肝郁化火诸痛证，热厥心痛，胸胁、脘腹胀痛，疝痛，虫积腹痛等。

植物形态

　　乔木，树皮灰褐色，小枝灰黄色。二回奇数羽状复叶，互生，羽片 4~5 对，各对间距疏远；小叶 2~5 对，卵形至窄卵形。圆锥状聚伞花序，腋生，密生短毛及星状毛；花淡紫色，花瓣 5~6 片，狭长倒披针形。花期 3~4 月，果期 9~11 月。

玫瑰花

功效主治

　　具有行气解郁、活血止痛的功效。主治肝胃气痛、乳房胀痛、月经不调、赤白带下、跌打伤痛。

植物形态

　　直立灌木。奇数羽状复叶互生，小叶 5~9 片，椭圆形至椭圆状倒卵形，先端尖或钝，边缘有细锯齿。花单生或数朵簇生，单瓣或重瓣。花期 5~6 月，果期 8~9 月。

中药常识

别名：楝实、金铃子等。
性味归经：性寒，味酸、苦，有小毒，归肝、胃、小肠、膀胱经。
用法用量：煎服，4.5~9 克；外用适量。

炒用寒性降低。

注意事项：有毒，不宜久服。脾胃虚寒者慎用。
●治寒疝：川楝子 9 克，小茴香 1.5 克，木香、吴茱萸各 3 克。水煎，去渣，取汁，温服。

中药常识

别名：徘徊花、刺客、穿心玫瑰等。
性味归经：性温，味甘、微苦，归肝、脾经。
用法用量：煎服，1.5~6 克。

注意事项：阴虚火旺者不宜长期、大量使用。孕妇不宜多次饮用。
●治熄风头痛：玫瑰花 6 克，蚕豆花 12 克。开水冲泡，代茶饮。不拘时服。

八药部位
楝科楝属植物川楝的干燥成熟果实

八药部位
蔷薇科蔷薇属植物玫瑰的干燥花蕾

第九章
消食类中药

　　消食药主要作用有消食导滞，增进消化的作用。消食药多为性平味甘，主归脾、胃经，通常用于饮食积滞之症和脾胃虚弱的消化不良症。消食药为治标之品，不宜长期服用；脾虚无滞者忌用。

莱菔子

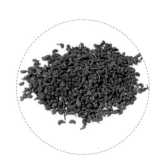

功效主治

具有消食除胀、降气化痰的功效。主治咳嗽痰喘、食积气滞、胸闷腹胀、下痢后重。炒莱菔子有降气祛痰的作用，适用于久咳痰喘实证。

植物形态

一年生或二年生直立草本，直根，肉质，长圆形、球形或圆锥形，外皮绿色、白色或红色。茎分枝，无毛，稍具粉霜。基生叶和下部茎生叶大头羽状半裂。总状花序顶生或腋生，花瓣 4 片，白色、紫色或粉红色，花期 4~5 月，果期 5~6 月。

上部叶长圆形，有锯齿或近全缘。

药材性状

呈类卵圆形或椭圆形，稍扁，表面黄棕色、红棕色或灰棕色。一端有深棕色圆形种脐，一侧有数条纵沟。种皮薄而脆，子叶 2 片，黄白色，有油性。无臭。

中药常识

别名：萝卜子、萝白子、菜头子等。

性味归经：性平，味辛、甘，归肺、脾、胃经。

用法用量：煎服，6~10 克。

注意事项：本品辛散耗气，故气虚无食积、痰滞者慎用。

• **治肠梗阻**：莱菔子、芒硝各 6 克，大黄 10 克，蜂蜜适量。先水煎莱菔子、大黄，去渣，取汁。另煮蜂蜜至沸入芒硝，煎熬 20 分钟，与前药汁混合，少量多次，频频饮服。

• **治老年性便秘**：莱菔子 6 克。温水送服，每日 3 次。

八药部位
十字花科萝卜属植物萝卜的干燥成熟种子

山楂

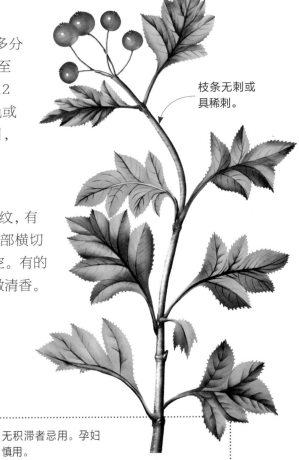

功效主治

具有消食化积、行气散瘀、驱除绦虫的功效。主治肉食积滞不消化、痰饮、痞满、泻痢腹痛、肠风、腰痛、疝气、产后恶露不尽、痛经、小儿乳食停滞。生山楂、炒山楂长于消食散瘀，焦山楂、山楂炭长于治泻痢。

植物形态

落叶乔木或大灌木，树皮暗棕色，多分枝。单叶互生，叶片阔卵形、三角状卵形至菱状卵形，先端尖，基部楔形。花 10~12 朵成伞房花序，花梗被短柔毛；花冠白色或带淡红色，花瓣 5 片，倒宽卵形。花期 5 月，果期 8~10 月。

枝条无刺或具稀刺。

药材性状

圆形片，皱缩不平，外皮红色，具皱纹，有灰白小斑点。果肉深黄色至浅棕色。中部横切片具 5 粒浅黄色果核，但核多脱落而中空。有的片上可见短而细的果梗或花萼残迹。气微清香。

中药常识

别名： 棠球子、鼠楂、山里果子、海红、山梨等。

性味归经： 性微温，味酸、甘，归脾、胃、肝经。

用法用量： 煎服，10~15 克，大剂量可用至 30 克。生用适量。

注意事项： 消化性溃疡、龋齿、气虚便溏、脾虚、无积滞者忌用。孕妇慎用。

●**治食积：** 山楂、白术各 200 克，神曲 100 克。将以上中药研细末，蒸熟，制成丸，如梧桐子大。每服 70 丸，温汤送服。

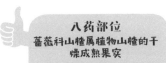

入药部位
蔷薇科山楂属植物山楂的干燥成熟果实

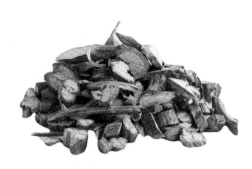 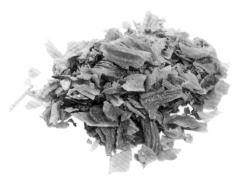

鸡矢藤

功效主治

具有消食健胃、化痰止咳、清热解毒、止痛的功效。主治饮食积滞、小儿疳积、痰热咳嗽、咽喉肿痛、痈疮疖肿及各种痛证。

植物形态

多年生草质藤本，揉碎后有恶臭。全株均被灰色柔毛，基部木质，多分枝。叶对生，托叶三角形，叶片卵形、椭圆形、长圆形至披针形。聚伞花序，排成顶生的带叶的大圆锥花序或腋生而疏散少花。花期7~8月，果期9~10月。

鸡内金

功效主治

具有消食健胃、涩精止遗的功效。主治饮食积滞、消化不良、呕吐反胃、泻痢、疳积、消渴、肾虚遗精、遗尿、胆石症。

动物形态

家禽。嘴短而坚，略呈圆锥状，上嘴稍弯曲。头上有肉冠，喉部两侧，有肉垂，通常呈褐红色；肉冠以雄者为高大，雌者低小；肉垂亦以雄者为大。翼短；羽色雌、雄不同，雄者羽色较美，有长而鲜丽的尾羽；雌者尾羽甚短。

中药常识

别名：女青、主屎藤、臭藤根、清风藤、臭屎藤、鸡脚藤等。

性味归经：性微寒，味甘、苦，归脾、胃、肝、肺经。

用法用量：煎服，15~60克；外用适量，捣敷或煎水洗。

注意事项：凡痈疽已溃者、孕妇忌用。

•治气郁胸闷，胃痛，食积腹泻：鸡矢藤30克。水煎，去渣，取汁，温服。

中药常识

别名：鸡肫皮、鸡黄皮、鸡肫、鸡胗等。

性味归经：性平，味甘，归脾胃、小肠、膀胱经。

用法用量：煎服，3~10克；研末，每次1.5~3克。

注意事项：脾虚无食积者慎用。

•治食伤型腹泻：陈皮、鸡内金各9克，鸡蛋壳30克。放锅中炒黄后研成细末，每次取6克，用温水送服，每天3次，连服2天。

八药部位
茜草科鸡矢藤属植物鸡矢藤的全草

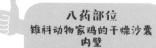

八药部位
锥科动物家鸡的干燥沙囊内壁

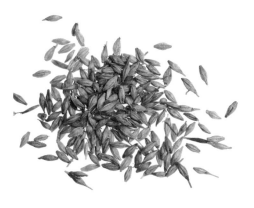

麦芽

功效主治

具有消食健胃，回乳消胀的功效。用于脾虚食少、消化不良、乳房胀满、乳汁郁积。炒麦芽偏于行气消食，回乳，用于脾运不佳、便溏日久、妇女欲断乳汁；焦麦芽药效较猛，长于消食导滞，用于食积吞酸、脘腹闷胀。

植物形态

一年生草本，秆粗壮，光滑无毛。叶鞘松弛抱茎；两侧有较大的叶耳。穗状花序长 3~8 厘米（芒除外），小穗稠密，每节着生 3 枚发育的小穗，小穗通常无柄。花期 3~4 月，果期 4~5 月。

中药常识

别名： 大麦芽、大麦毛、草大麦等。

性味归经： 性平，味甘，归脾、胃、肝经。

用法用量： 煎服，一般用量 10~15 克，大剂量可用 30~120 克。

注意事项： 哺乳期妇女忌用。

● 治乳腺增生：麦芽 50 克，山楂、五味子各 15 克。水煎，去渣，取汁，温服。每日 1 剂，10 日为 1 个疗程。

谷芽

功效主治

具有消食和中，健脾开胃的功效。主治食积不消，腹胀口臭，脾胃虚弱，不饥食少。炒谷芽偏于消食，用于不饥食少；焦谷芽善化积滞，用于积滞不消。

植物形态

一年生栽培植物，秆直立，丛生。叶舌膜质而较硬，披针形；叶片扁平，披针形至条状披针形。圆锥花序疏松，成熟时向下弯曲，分枝具角棱，常粗糙；小穗长圆形，两侧压扁，含 3 朵小花。花期 6 月，果期 7~10 月。

中药常识

别名： 粟芽。

性味归经： 性温，味甘，归脾、胃经。

用法用量： 内服：煎汤，10~15 克，大剂量 30 克。

注意事项： 胃下垂者忌用。

● 治消化不良，食欲不振：炒谷芽、麦芽各 12 克，炒神曲、炒山楂、鸡内金各 9 克。水煎服。

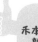

入药部位
禾本科大麦属植物大麦的成熟果实经发芽干燥而得

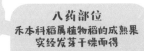

入药部位
禾本科稻属植物稻的成熟果实经发芽干燥而得

第十章
驱虫类中药

驱虫类中药多具毒性，入脾、胃、大肠经，对人体内的寄生虫有毒杀、麻痹作用促使其排出体外。主要用于驱杀体内寄生虫，如蛔虫、蛲虫、姜片虫、绦虫、钩虫等。驱虫药一般应在空腹时服用。孕妇、年老体弱者慎用。

苦楝皮

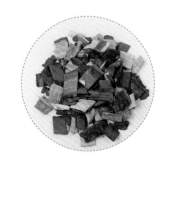

功效主治

具有杀虫、燥湿、清热的功效。用于治疗蛔虫病、蛲虫病、钩虫病、疥癣、湿疹。

植物形态

落叶乔木，树皮暗褐色。二回羽状复叶，互生，小叶卵形至椭圆形，基部阔楔形或圆形。圆锥花序腋生，花淡紫色，花萼5裂，裂片披针形，花瓣5片，平展或反曲，倒披针形。花期4~5月，果期10~11月。

药材性状

呈不规则板片状、槽状或半卷筒状，长宽不一。外表面灰棕色或灰褐色，粗糙，有交织的纵皱纹及点状灰棕色皮孔；内表面类白色或淡黄色。质韧，不易折断，断面纤维性，呈层片状，易剥离。无臭。

叶片先端长尖，
边缘有齿缺。

中药常识

别名：苦楝、翠树、紫花树、川楝皮等。

性味归经：性寒，味苦，有毒，归肝、脾、胃经。

用法用量：煎服，干品4.5~9克；鲜品15~30克；外用适量。

注意事项：苦楝皮有毒，不宜过量或持续久服。

• **治蛲虫病**：苦楝皮、苦参各9克，蛇床子5克，皂角2.5克。将以上四味中药研成细末，炼蜜为丸，如大枣大小，放入肛门或阴道内。

• **治虫牙痛**：苦楝皮适量。水煎，去渣，取汁，漱口。每日3次。

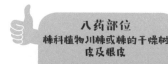

入药部位
楝科植物川楝或楝的干燥树皮及根皮

使君子

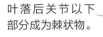

功效主治

具有杀虫、消积、健脾的功效。主治蛔虫病、腹胀、泻痢、小儿乳食停滞、小儿疳积等。

植物形态

落叶攀缘状灌木，幼枝被棕黄色短柔毛。叶对生，长圆形或长圆状披针形。顶生穗状花序组成伞房状序；花两性，花瓣5片，先端钝圆，初为白色，后转淡红色。花期5~9月，果期6~10月。

药材性状

呈椭圆形或卵圆形，具5条纵棱，偶有4~9棱。表面黑褐色至紫黑色，平滑，微具光泽。顶端狭尖，基部钝圆，有明显圆形的果梗痕。质坚硬，横切面多呈五角星形，棱角处壳较厚，中间呈类圆形空腔。种子长椭圆形或纺锤形，种皮薄，易剥离。气微香。

叶落后关节以下部分成为棘状物。

中药常识

别名： 留求子、史君子、五棱子、索子果、冬均子、病柑子等。

性味归经： 性温，味甘，归脾、胃经。

用法用量： 煎服，9~12克；取仁炒香嚼服，6~9克。

注意事项： 大量服用会伤脾，导致呕吐、眩晕等症状。不可当茶饮，否则会引起呃逆、腹泻等。

• 治小儿腹中蛔虫攻痛，口吐清沫：使君子6克。使君子研成细末，米汤送服。每天1剂。

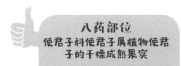

入药部位
使君子科使君子属植物使君子的干燥成熟果实

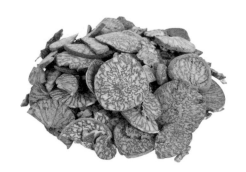

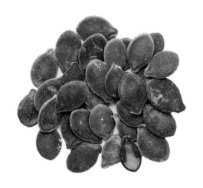

槟榔

功效主治

具有杀虫消积、行气利水的功效。主治各种肠道寄生虫病、食积气滞、腹胀、泻痢后重、水肿、脚气肿痛、疟疾等。

植物形态

乔木，不分枝，叶脱落后形成明显的环纹。叶在顶端丛生；羽状复叶，小叶披针状线形或线形。花序着生于最下一叶的叶基部，有佛焰苞状大苞片，长倒卵形；雌雄同株，雄花小，多数，雌花较大而少，无柄。花期3~8月，果期12月至翌年2月。

南瓜子

功效主治

具有杀虫的功效。主治蛔虫病、绦虫病、产后手足浮肿、百日咳、痔疮。

植物形态

一年生蔓生草本，茎条达2~5米。常节部生根，密被白色刚毛。单叶互生，叶柄粗壮，叶片宽卵形或卵圆形，有五角或5浅裂。花单性，雌雄同株；雄花单生，花萼筒宽钟形，花冠黄色，钟状中裂，裂片边缘反卷；雌花单生。花期6~7月，果期8~9月。

中药常识

别名： 橄榄子、大腹槟榔、槟榔子、青仔等。

性味归经： 性温，味辛、苦，归胃、大肠经。

用法用量： 煎服，3~10克。生用效果比炒用强，鲜者优于陈久者。

注意事项： 气虚下陷者慎用。腹泻后体虚者忌用。多食会发热，易致癌。孕妇慎用。

- **治小儿蛔虫病：** 槟榔5克，猪牙皂角3克，苦楝皮9克。将以上三味中药研成细末。温水送服。每日1剂。

中药常识

别名： 窝瓜子等。

性味归经： 性平，味甘，归胃、大肠经。

用法用量： 研末，60~120克。

注意事项： 胃热者慎食，否则会脘腹胀闷。

- **治蛔虫：** 南瓜子30克。将南瓜子研碎，加开水、蜜或糖搅拌成糊状，温水送服。

- **治血吸虫病：** 南瓜子适量。炒黄，研成细末。每日服60克，分成两次，加白糖开水冲服。以15日为1个疗程。

入药部位
棕榈科植物槟榔的干燥成熟种子

入药部位
葫芦科南瓜属植物南瓜的种子

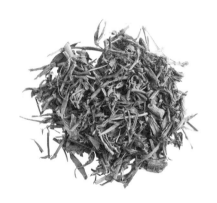

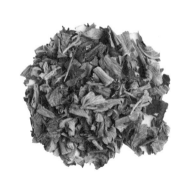

鹤虱

功效主治

　　具有杀虫消积的功效。可以用于治疗蛔虫病、钩虫病、蛲虫病、绦虫病等引发的虫积腹痛，以及小儿疳积等。

植物形态

　　多年生草本。茎直立，上部多分枝，密生短柔毛，下部近无毛。叶互生，下部叶片宽椭圆形或长圆形，上面有贴生短毛，下面有短柔毛和腺点。头状花序多数，沿茎枝腋生，有短梗或近无梗，花黄色，外围的雌花花冠丝状。花期 6~8 月，果期 9~10 月。

鹤草芽

功效主治

　　具有收敛止血、止痢、杀虫的功效。可以用于治疗赤白痢疾、劳伤脱力、痈肿、跌打、创伤出血、绦虫病、小儿头部疖肿等。服药后若有恶心、呕吐、腹泻、头晕、出汗等反应，停服。

植物形态

　　多年生草本。根茎短，基部常有 1 或数个地下芽。奇数羽状复叶互生。总状花序单一或 2~3 个生干茎顶，花序轴被柔毛，花瓣 5 片，长圆形，黄色。花、果期 5~12 月。

中药常识

别名：鹄虱、鬼虱、北鹤虱等。

性味归经：性平，味辛、苦，有小毒，归脾、胃经。

用法用量：一般用量 3~10 克，可煎服、入丸、入散、外用等。

注意事项：孕妇、腹泻者忌用。

• **治虫积腹痛：**鹤虱 9 克，南瓜子、槟榔各 15 克，水煎，去渣。每日 1 剂，分 2 次服用。

中药常识

别名：龙芽草。

性味归经：性凉，味苦、涩，归肝、小肠、大肠经。

用法用量：不宜入煎剂，研末服，30~45 克。

小儿 0.7~0.8 克／千克，每日一次，早晨空腹服用。

注意事项：月经期女性忌用。

• **治金疮：**鹤草芽适量，捣烂，敷贴于患处即可。每日 1 剂。

入药部位
菊科天名精属植物天名精的果实

入药部位
蔷薇科植物龙芽草的地下冬芽

第十一章
止血类中药

　　凡能促进血液凝固而使出血停止的药物,称为止血药。止血药主要通过增强体内凝血因素或抑制抗凝血因素,促使凝血,以达到止血目的。

　　中药止血药具有收敛、凝固、清营、凉血等作用,用以治疗咯血、衄血、便血、尿血及崩漏等出血症,并用于创伤性出血。根据药性主要分为凉血止血药、化瘀止血药、收敛止血药和温经止血药。

凉血止血药

　　此类中草药具有凉血止血的作用。适用于血热出血，血色鲜红，血较浓稠，伴有发热或不发热，面红目赤，口渴欲饮，舌红苔黄等症。

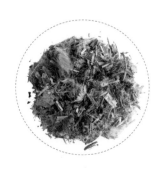

大蓟

功效主治

　　具有凉血止血、散瘀解毒、消痈的功效。用于治疗血热妄行所致的出血症（如吐血、鼻出血、崩漏、尿血），带下，肠风，热毒痈肿。

植物形态

　　多年生草本。根长圆锥形，簇生。茎直立，有细纵纹。基生叶有柄，开花时不凋落，呈莲座状，叶片倒披针形或倒卵状椭圆形。头状花序单一或数个生于枝端，成圆锥状，花两性，管状，紫红色，裂片 5 片。花期 5~8 月，果期 6~8 月。

叶片倒披针形或倒卵状椭圆形。

药材性状

　　干燥全草，茎圆柱形，表面紫褐色或褐色，有纵皱纹，密被灰白色丝状络毛；质松而脆，折断面黄白色。叶片多数脱落，多破碎皱缩，边缘具不等长的针刺。花序存留于枝端，管状花多萎落不存，白色羽毛状冠毛外露。气微弱。

中药常识

别名：马蓟、虎蓟、山牛蒡、鸡项草、鸡脚刺、野红花、茨芥、牛触嘴、鼓椎等。

性味归经：性凉，味甘、苦，归心、肝经。

用法用量：煎服，10~15 克，鲜品可用至 60 克；外用适量，捣敷。

注意事项：脾胃虚寒而无瘀滞者、血虚至极者忌用。

•治荨麻疹：鲜大蓟（洗净，取中层肉质部分）60 克（干品用 15 克）。水煎，去渣，取汁，温服。连用 3~5 日。

八药部位
菊科蓟属植物大蓟的全草及根

小蓟

功效主治

具有凉血止血、散瘀解毒、消痈的功效。主治血热妄行之出血证（如吐血、咯血、鼻出血、尿血、崩漏等）、高血压、急性传染性肝炎、创伤出血，热毒痈肿。

植物形态

多年生草本，茎基部生长多数须根。根状茎细长，先直伸后匍匐，白色，肉质。叶互生，无柄，长椭圆形或椭圆状披针形，开花后下部叶凋落。头状花序顶生，直立，花单性，雌雄异株，管状花，紫红色，雄花序较小。花期5~7月，果期8~9月。

药材性状

干燥全草的茎圆柱状，常折断，微带紫棕色，表面有柔毛及纵棱；质硬，断面纤维状，中空。叶片多破碎不全，皱缩而卷曲，暗黄绿色，有金黄色的针刺。头状花序顶生，总苞钟状，苞片黄绿色。气弱。

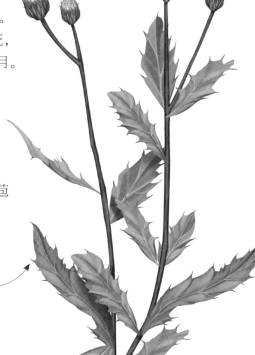

边缘有金黄色小刺，两面均被有绵毛。

中药常识

别名：野红花、小刺盖、刺菜、刺蓟菜、刺儿菜、青青菜等。

性味归经：性凉，味甘、苦，归心、肝经。

用法用量：煎服，10~15克，鲜品加倍；外用适量，捣敷。

注意事项：脾胃虚寒而无瘀滞者忌用。忌铁器。

●治蛋白尿：小蓟、藕节、木通、竹叶各10克，荷蒂7克。水煎，去渣，取汁，温服。每日1剂，分3次服用。

入药部位
菊科刺儿菜属植物刺儿菜的全草

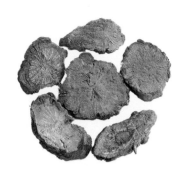

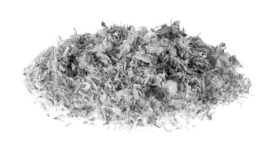

地榆

功效主治

具有凉血止血、解毒敛疮的功效。主治吐血、咯血、鼻出血、便血、崩漏、痔漏、疮痈肿痛、湿疹、烧伤。止血多炒用，解毒敛疮多生用。

植物形态

多年生草本。羽状复叶，基生叶有长柄，茎生叶互生，小叶 7~21 片。穗状花序顶生，圆柱形，花小而密集，紫红色。花、果期 7~9 月。

槐花

功效主治

具有凉血止血、清肝泻火的功效。主治血热出血证如便血、尿血、血淋、崩漏、赤白痢下、肝火头痛、目赤肿痛、痈疽疮疡。止血多炒炭用，清热泻火宜生用。

植物形态

落叶乔木。奇数羽状复叶互生，卵状长圆形或卵状披针形。圆锥花序顶生，花乳白色，萼钟形，花冠蝶形。花期 7~8 月，果期 10~11 月。

中药常识

别名：黄瓜香等。

性味归经：性微寒，味苦、酸、涩，归肝、大肠经。

用法用量：煎服 10~15 克；外用适量。

注意事项：见虚寒性便血、下痢、崩漏及出血有瘀者慎用。

•治血痢不止：地榆 100 克，炙甘草 25 克。将地榆和甘草研成粗末。每服 25 克，水煎，去渣，取汁，温服。每日 2 次。

中药常识

别名：槐蕊、槐米等。

性味归经：性微寒，味苦，归肝、大肠经。

用法用量：煎服，10~15 克。外用适量。

注意事项：脾胃虚寒及阴虚发热而无实火者慎用。

•治赤白痢疾：槐花 10 克，白芍 6 克，枳壳 3 克，甘草 1.5 克。水煎，去渣，取汁，温服。

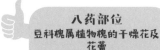

八药部位
蔷薇科地榆属植物地榆的根茎及根

八药部位
豆科槐属植物槐的干燥花及花蕾

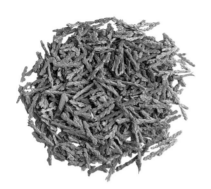

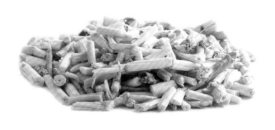

侧柏叶

功效主治

具有凉血止血、化痰止咳、生发乌发的功效。主治血热出血证及肺热咳嗽、脱发、须发早白。

植物形态

常绿乔木。树冠圆锥形，分枝多，树皮红褐色，呈鳞片状剥落。叶十字对生，细小鳞片状，紧贴于小枝上，亮绿色。雌雄同株，雄球花多生在下部的小枝上，呈卵圆形；雌球花生于上部的小枝上，球形，浅蓝色，后变为木质。花期4月，果期9~10月。

白茅根

功效主治

具有凉血止血、清热利尿、清肠胃热的功效。主治热病烦渴、吐血、鼻出血、肺热喘急、胃热呃逆、热淋、小便不利、水肿、黄疸。

植物形态

多年生草本。根茎白色，匍匐横走，密被鳞片。叶线形或线状披针形，叶长几与植株相等。圆锥花序紧缩呈穗状，顶生，圆筒状；雄蕊2枚，花药黄色，雌蕊1枚，具较长的花柱，柱头羽毛状。花期5~6月，果期6~7月。

中药常识

别名：柏叶、丛柏叶等。

性味归经：性寒，味苦、涩，归肺、肝、脾经。

用法用量：煎服，10~15克。外用适量。止血多炒炭用，止咳化痰多生用。

注意事项：不宜多用，易倒胃。

• **治吐血不止**：侧柏叶、干姜各15克，艾叶10克。水煎，去渣，取汁，温服。

中药常识

别名：茅根、兰根、茹根、地节根、茅草根等。

性味归经：性寒，味甘，归肺、胃、膀胱经。

用法用量：煎服，干品15~30克，鲜品加倍。

注意事项：脾胃虚寒，溲多不渴者忌用。

• **治急性肾炎**：鲜白茅根40克，一枝黄花、白花蛇舌草各30克，葫芦壳15克。水煎，去渣，取汁，温服。每日1剂。

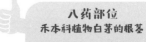

入药部位
柏科侧柏属植物侧柏的干燥枝梢及叶

入药部位
禾本科植物白茅的根茎

化瘀止血药

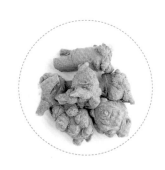

　　此类药物为具有化瘀作用的止血药。适用于跌打损伤和瘀阻经脉而致血不循经的出血证。化瘀与止血相结合起到止血而不留瘀的效果。

三七

功效主治

　　化瘀止血、消肿定痛,主治吐血、咯血、鼻出血、便血、崩漏、产后血晕、恶露不下、跌扑瘀血、外伤出血、痈肿疼痛。

植物形态

　　多年生草本。根茎短,根粗壮肉质,有数条支根。茎直立,光滑无毛,有细纵条纹。掌状复叶,小叶 3~7 片。总花梗从茎端叶柄中央抽出,伞形花序单生茎顶,花多数,黄绿色。花期 6~8 月,果期 8~10 月。

药材性状

　　呈类圆锥形或圆柱形,表面灰褐色或灰黄色,有断续的纵皱纹及支根痕。顶端有茎痕,周围有瘤状突起。体重,质坚实,断面灰绿色、黄绿色或灰白色,木部微呈放射状排列。气微。

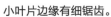
小叶片边缘有细锯齿。

中药常识

别名:田七、金不换、铜皮铁骨、盘龙七等。

性味归经:性温,味甘、微苦,归肝、胃经。

用法用量:研末吞服,1~1.5 克;煎服,3~10 克;外用适量,研末外敷。

注意事项:孕妇慎用。

• 治慢性肝炎:三七粉、灵芝粉、生晒参粉各 1 克。开水冲服,早、中、晚分服,1 个月为 1 个疗程。

入药部位
五加科人参属植物三七的根

蒲黄

功效主治

具有止血化瘀、利尿的功效。主治经闭腹痛、产后瘀痛、痛经、跌扑肿痛。炒黑能止吐血、鼻出血、崩漏、血淋、尿血、血痢、带下；外用能治口疮、耳中出血、阴下瘙痒。

植物形态

多年生草本。地下根状茎粗壮，有节。叶线形，基部鞘状，抱茎，具白色膜质边缘。穗状花序圆锥状，雄花序与雌花序彼此连接，雄花序在上，较细，雄花无花被，花粉粒单生；雌花序在下，雌花无小苞片，有多数基生的白色长毛，毛与柱头近相等，子房长圆形，有柄，柱头匙形，不育雌蕊棒状。花期5~6月，果期7~8月。

药材性状

粉末黄色。花粉粒类圆形或椭圆形，表面有网状雕纹，周边轮廓线光滑，呈凸波状或齿轮状，具单孔，不甚明显。

叶狭长线形，宽6~8毫米。

中药常识

别名： 水蜡烛、毛蜡烛、蒲黄、蒲棒等。

性味归经： 性平，味甘，归肝、心包经。

用法用量： 宜入纱袋煎,3~10克；外用适量,研末调敷。止血多炒用，化瘀、利尿多生用。

注意事项： 劳伤发热、阴虚内热、无瘀血者禁用。孕妇慎用。

● **治便血不止：** 蒲黄(微炒)100克,郁金150克。将以上两味中药研成细末。每服5克,粟米汤调下,空腹晚餐前服用。

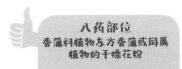

八药部位
香蒲科植物东方香蒲或同属植物的干燥花粉

收敛止血药

这类药物具有不同程度的收敛作用，可用于多种出血证，而以虚损不足或外伤出血的失血较好，一般炒为炭剂应用。出血初期、实热方盛或有明显瘀血阻滞者，不宜使用此类药物。

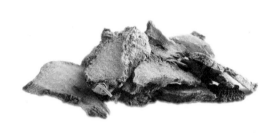

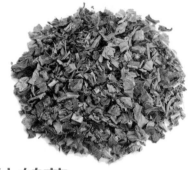

白及

功效主治

具有收敛止血、消肿生肌的功效。主治肺伤咯血、吐血、鼻出血、便血、外伤出血、痈疮肿毒、溃疡疼痛、烫灼伤、手足皲裂。

植物形态

多年生草本，块茎肥厚肉质，为连接的三角状卵形厚块，略扁平，黄白色。叶3~5片，披针形。总状花序顶生，淡紫红色或黄白色。花期4~5月，果期7~9月。

中药常识

别名: 连及草等。

性味归经: 性寒，味苦、甘、涩，归肺、胃、肝经。

用法用量: 煎服，3~10克。

注意事项: 不能与乌头类药物共用。

• 治咯血: 白及30克，枇杷叶、藕节各15克。将以上三味中药研成细末。另以阿胶15克，锉如豆大，蛤粉炒成珠，生地黄捣汁调之，火上炖化，混合后制成丸，每次5克，温水送服。

入药部位
兰科白及属植物白及的干燥块茎

仙鹤草

功效主治

具有收敛止血、止痢、截疟、补虚功效。主治各种出血证如咯血、吐血、尿血、便血，赤白痢疾、崩漏带下、劳伤脱力、痈肿、跌打、创伤出血。

植物形态

多年生草本。奇数羽状复叶，互生，小叶椭圆状卵形、倒卵形或长椭圆形。总状花序顶生和腋生，窄细，花瓣5片，黄色，倒卵形。花期7月，果期8~9月。

中药常识

别名: 龙牙草、脱力草、白鹤草等。

性味归经: 性平，味苦、涩，归肝经。

用 法 用 量: 煎汤，10~15克; 外用适量，捣敷或熬膏涂敷。

注意事项: 体内有蛔虫者驱虫后再用。

• 止血: 仙鹤草、白茅根、小蓟各适量。将以上三味中药研成细末，撒在出血处即可。

入药部位
蔷薇科龙牙草属植物龙牙草的地上全草

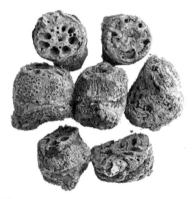

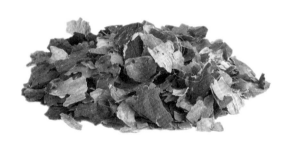

藕节

功效主治

具有收敛止血的功效。用于体内有瘀血时引起的出血症状，如呕血、咯血、鼻出血、尿血、血痢、血崩等。生藕节凉血止血，藕节炭止血效果更好。

植物形态

多年生水生草本。根茎横生，肥厚，节间膨大，内有多数纵行通气孔洞。节上生叶，露出水面；叶柄着生于叶背中央，粗壮，圆柱形，多刺；叶片圆形。花单生于花梗顶端，花梗与叶柄等长或稍长，芳香，红色、粉红色或白色。花期6~8月，果期8~10月。

花生衣

功效主治

具有养血止血、消肿的功效。主治血友病、类血友病，原发性及继发性血小板减少性紫癜，肝病出血症，术后出血，癌肿出血，胃、肠、肺、子宫等出血证。

植物形态

一年生草本。根部有很多根瘤，茎匍匐或直立。双数羽状复叶互生，小叶4片，长圆形至倒卵圆形；托叶大，成披针形，脉纹明显。花黄色，单生或簇生于叶腋，开花期几无花梗。花期6~7月。果期9~10月。

中药常识

别名：藕节疤等。

性味归经：性平，味甘、涩，归肝、肺、胃经。

用法用量：煎服，干品10~15克；鲜品30~60克，捣汁服用。

注意事项：脾胃虚寒者慎用。

•治急性咽喉炎：鲜藕节适量。洗净，切片，放入盐，放入冰箱储存两周以上备用。取藕节，以开水洗后含服，每日2次，每次1~2片。

中药常识

别名：红衣、长果衣等。

性味归经：性平，味甘、微苦、涩，归肺、脾、肝经。

用法用量：煎服，3~12克。

注意事项：血液黏稠度偏高者不宜多食。

•治水肿：花生衣、红糖各10克。水煎，连服七日。

•治慢性肾炎：花生衣、大枣各40克。水煎，代茶饮。

入药部位
睡莲科植物莲的干燥根茎节部

入药部位
豆科落花生属植物落花生的种皮

温经止血药

温经止血类药物和煦通畅，逐湿除寒，暖补血海，而调经络。瘀涩既开，循环如旧，是以善于止血。通常用于脾不统血、冲脉失固之虚寒性出血症证。

艾叶

功效主治

具有温经止血、散寒调经、安胎的功效。主治虚寒性出血病证、月经不调、痛经等，尤其适用于妇科崩漏。

植物形态

多年生草本。单叶互生。花序总状，顶生，由多数头状花序集合而成，两性花与雌花等长，花冠筒状，红色。花期7~10月，果期9~11月。

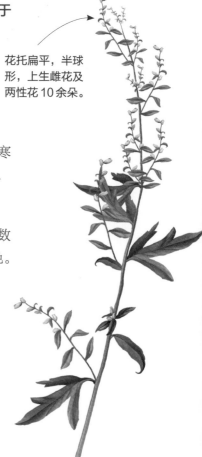

花托扁平，半球形，上生雌花及两性花10余朵。

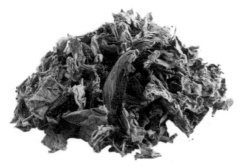

药材性状

干燥的叶片，多皱缩破碎，有短柄，叶片略呈羽状分裂，裂片边缘有不规则的粗锯齿。上面灰绿色，生有软毛，下面密生灰白色茸毛。质柔软。气清香。

- **治月经不调、痛经**：艾叶、当归各120克，香附240克，吴茱萸、川芎、白芍、黄芪各80克，肉桂20克，地黄40克，续断60克。将以上十味中药研成细末。炼蜜为丸，如梧桐子大。每服50丸，淡醋汤送服。

中药常识

别名：艾蒿、医草、灸草、蕲艾、黄草、草蓬等。

性味归经：性温，味辛、苦，入脾、肝、肾经。

用法用量：煎汤，3~10克。外用适量，捣茸作炷或制成艾条熏灸，也可捣敷、煎水熏洗或炒热温熨。

注意事项：阴虚血热者慎用。

入药部位
菊科蒿属植物艾的干燥叶

炮姜

功效主治

具有温经止血、温中止痛的功效。可以用于治疗各种脾胃虚寒、脾不统血所致的出血病证，如吐血、便血、血痢、崩漏下血及腹痛、腹泻等。

植物形态

多年生草本。根茎肥厚，断面黄白色，有浓厚的辛辣气味。叶互生，叶片披针形至线状披针形。花葶自根茎中抽出，穗状花序椭圆形，花冠黄绿色。花期8月。

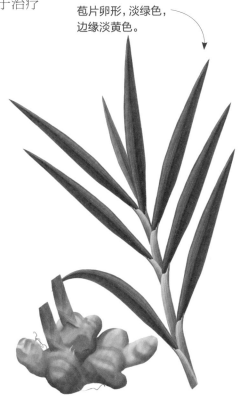

苞片卵形，淡绿色，边缘淡黄色。

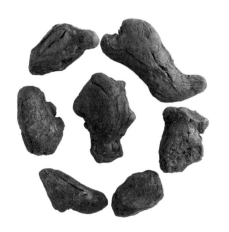

药材性状

呈不规则膨胀的块状，具指状分枝。表面棕黑色或棕褐色。质轻泡，断面边缘处显棕黑色，中心棕黄色，细颗粒性，维管束散在。气香、特异，味微辛、辣。

• **治血痢不止**：炮姜适量。将炮姜研成细末，米汤送服。每日2次。

• **治虚寒性吐血，便血**：炮姜、人参、黄芪、附子各3克。水煎，去渣，取汁，温服。

> ### 中药常识
>
> **别名**：黑姜。
>
> **性味归经**：性温，味苦、涩，归脾、肝经。
>
> **用法用量**：煎服，3~6克。
>
> **注意事项**：孕妇及阴虚有热者禁用。

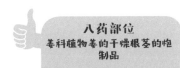

八药部位
姜科植物姜的干燥根茎的炮制品

第十二章
活血化瘀类中药

　　活血化瘀是用具有消散作用的、或能攻逐体内瘀血的药物治疗瘀血病证的方法。中药活血化瘀是一种综合调理作用，可调整脏腑功能，疏通血脉，消除疼痛，使病变部位恢复正常。

　　根据药性和作用的不同，可以分为活血止痛药、活血调经药、活血疗伤药和破血消癥药。

活血止痛药

这类活血化瘀中药具有活血止痛的功效，主要用来缓解瘀血所致疼痛。

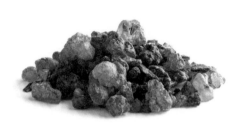

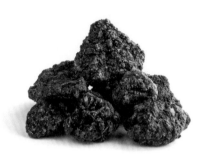

乳香

功效主治

具有行气活血、止痛消肿生肌的功效。主治气滞血瘀痛证如心腹疼痛、痈疮肿毒、跌打损伤以及痛经、产后瘀血刺痛。

植物形态

矮小灌木。树干粗壮，树皮光滑，淡棕黄色，粗枝的树皮鳞片状，逐渐剥落。叶互生，密集或于上部疏生，单数羽状复叶。花小，排列成稀疏的总状花序；苞片卵形，花瓣5片，淡黄色，卵形。

没药

功效主治

具有活血止痛、消肿生肌的功效。可以用于治疗跌打损伤、瘀滞肿痛、金疮、经闭、痈疽肿痛、痔漏等。

植物形态

低矮灌木或乔木。树干粗，具多数不规则尖刺状的粗枝。叶散生或丛生，单叶或三出复叶。花小，丛生短枝上；萼杯状，宿存，上具4钝齿；花冠白色，花瓣4片，长圆形或线状长圆形。花期夏季。

中药常识

别名：熏陆香等。

性味归经：性温，味辛、苦，归心、肝、脾经。

用法用量：煎服，3~10克，宜炒去油用；外用适量。

注意事项：胃弱者慎用。孕妇及无瘀滞者忌用。

● 治跌扑折伤筋骨：乳香、没药各7.5克，当归尾、红花、桃仁各15克。水煎，去渣，取汁，温服。

中药常识

别名：末药、明没药等。

性味归经：性平，味辛、苦，归心、肝、脾经。

用法用量：煎服，3~10克。外用适量。

注意事项：胃弱者慎用。孕妇及无瘀滞者忌用。

● 治心腹疼痛：没药、乳香各9克，炙穿山甲15克，木鳖子12克。将以上四味中药研成细末，每服3克，酒煎温服，不拘时候。

入药部位
橄榄科乳香树属植物乳香树树干皮部伤口渗出的油胶树脂

入药部位
橄榄科没药属植物没药树树干皮部渗出的油胶树脂

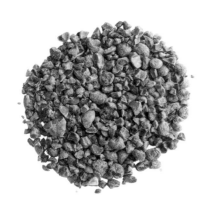

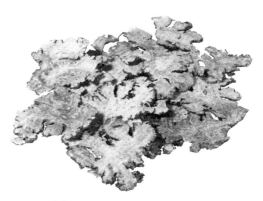

延胡索

功效主治

　　具有活血散瘀、行气止痛的功效。主治胸痹心痛、脘腹诸痛、腰痛、月经不调、崩中、产后血晕、恶露不尽、跌打损伤。

植物形态

　　多年生草本。块茎球形，地上茎短，纤细，稍带肉质。基生叶和茎生叶同形，有柄；茎生叶为互生，二回三出复叶。总状花序，顶生或对叶生；花瓣 4 片，外轮 2 片稍大，边缘粉红色，中央青紫色。花期 4 月，果期 5~6 月。

中药常识

别名： 玄胡素、元胡、延胡、玄胡索等。

性味归经： 性温，味辛、苦，归心、肝、脾经。

用法用量： 煎服，3~10克；研粉吞服，1~3克。

注意事项： 孕妇忌用。

•治产后瘀血心痛：延胡索、当归、白芍、厚朴、莪术、川楝子、荆三棱、槟榔、木香各 3 克，川芎、桔梗各 3.6克，黄芩 2.4 克，炙甘草 2.1 克。水煎，去渣，取汁，温服。

八药部位
罂粟科紫堇属植物延胡索的干燥块茎

川芎

功效主治

　　具有活血行气、祛风止痛的功效。可以用于治疗头痛眩晕、胸胁疼痛、月经不调、经闭、痛经、产后瘀滞疼痛、风寒湿痹等。

植物形态

　　多年生草本，地下茎呈不整齐的结节状拳形团块。茎直立，圆柱形，中空，表面有纵直沟纹。叶互生，二至三回奇数羽状复叶，小叶 3~5 对。复伞形花序生于分枝顶端，有短柔毛；花小，白色；花瓣 5 片，椭圆形。花期 7~8 月，果期 9~10 月。

中药常识

别名： 山鞠穷、香果等。

性味归经： 性温，味辛，归肝、胆、心包经。

用法用量： 煎服，3~10克。

注意事项： 阴虚火旺、月经过多、有出血性疾病者忌用。孕妇忌用。

•治血瘀型头痛：川芎 6 克，红花 3 克，绿茶适量。水煎当茶饮。

•治气虚血瘀型冠心病：川芎、丹参各 5 克，五加皮 10 克。水煎当茶饮。

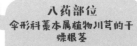

八药部位
伞形科藁本属植物川芎的干燥根茎

活血调经药

　　这类活血化瘀中药具有调畅血脉、通经止痛的功效。主要用于治疗血行不畅所致的闭经、产后瘀滞、腹痛、痛经等。

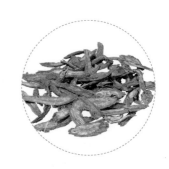

丹参

花冠蓝紫色，二唇形。

功效主治

　　具有活血调经、去瘀止痛、凉血消痈、除烦安神的功效。主治瘀血所致的月经不调、经闭、痛经、产后瘀痛，以及心绞痛、骨节疼痛、惊悸不眠、疮疡痈肿等。

植物形态

　　多年生草本，全株密被黄白色柔毛及腺毛。根细长，圆柱形；茎直立，方形，表面有浅槽。奇数羽状复叶，对生，有柄；小叶 3~5 枚，顶端小叶最大，叶柄亦最长。总状花序，小花轮生，每轮有花 3~10 朵；花萼带紫色，长钟状。花期 5~8 月，果期 8~9 月。

药材性状

　　干燥根茎顶部常有茎基残余，根茎上生 1 至多数细长的榾。根略呈长圆柱形，微弯曲，有时分支，其上生多数细须根，表面棕红色至砖红色。质坚脆，易折断，断面不平坦，带角质或纤维性，呈紫黑色或砖红色，木部维管束灰黄色或黄白色，放射状排列。气弱。

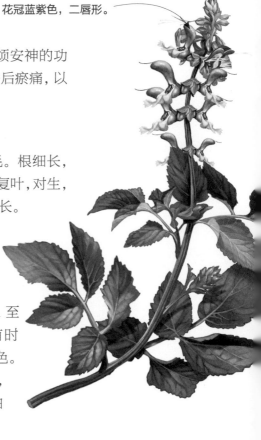

中药常识

别名：紫丹参、红根、血参根、大红袍等。

性味归经：性微寒，味苦，归心包、肝经。

用法用量：煎服，5~15 克。活血化瘀宜酒炙。

注意事项：孕妇慎用。不与藜芦共用。

● 治贫血：丹参、黄精各 10 克，绿茶 5 克。共研成粗末，用沸水冲泡，加盖闷 10 分钟后服用，每日 1 剂。

👍 八药部位
唇形科鼠尾草属植物丹参的
干燥根及根茎

益母草

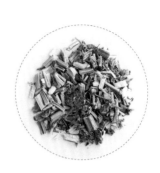

功效主治

　　具有活血调经、利水消肿、清热解毒的功效。能治疗月经不调、痛经、经闭、经行不畅、产后恶露不尽、尿少、水肿、胎漏难产、包衣不下、产后血晕、瘀血腹痛、崩中漏下等，还可治疗跌打损伤、疮痈肿毒。

花冠外被长茸毛，尤以上唇为甚。

植物形态

　　一年生或二年生草本。茎直立，方形，单一或分枝，被微毛。叶对生，叶形多种，一年根生叶有长柄，叶片略呈圆形；最上部的叶不分裂，线形，近无柄，上面绿色，下面浅绿色。花多数，生于叶腋，呈轮伞状；苞片针刺状，花萼钟形，花冠唇形，淡红色或紫红色。花期 6~8 月，果期 7~9 月。

药材性状

　　干燥全草呈黄绿色，茎方而直，上端多分枝，有纵沟，密被茸毛，棱及节上更密。质轻而韧，断面中心有白色髓部。叶交互对生于节上，边缘有稀疏的锯齿，多皱缩破碎，质薄而脆。有的在叶腋部可见紫红色皱缩小花，或有少数小坚果。有青草气。

中药常识

别名：益母蒿、益母艾、红花艾、坤草等。
性味归经：性微寒，味苦、辛，归心、肝、膀胱经。
用法用量：煎服，10~30 克；也可熬膏、入丸；外用捣敷或煎汤外洗。

注意事项：能活血，阴虚血少、血虚无瘀者及孕妇忌用。

● **治气血两虚型痛经**：益母草、香附各 12 克，丹参 15 克，白芍 10 克。水煎，去渣，取汁，代茶饮，行经前 3~5 天开始。每日 1 剂，早、晚各 1 次。

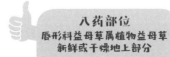

入药部位
唇形科益母草属植物益母草
新鲜或干燥地上部分

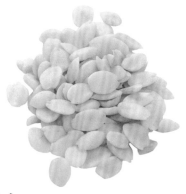

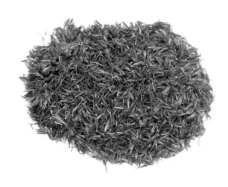

桃仁

功效主治

具有活血祛瘀、润肠通便、止咳平喘的功效。主治气滞血瘀引起的经闭、痛经、热病蓄血、风痹、疟疾、跌打损伤、瘀血肿痛、肠燥便秘、肠痛、咳嗽气喘等。

植物形态

落叶小乔木。小枝绿色或半边红褐色，无毛，冬芽有细柔毛。叶互生，在短枝上呈簇生状；叶片椭圆状披针形至倒卵状披针形。花通常单生，具短梗，红色，花瓣 5 片，倒卵形，粉红色。花期 4 月，先于叶开放，果期 5~9 月。

中药常识

别名：毛桃仁、扁桃仁、大桃仁等。

性味归经：性平，味甘、苦，有小毒，归心、肝、大肠经。

用法用量：煎服，5~10 克，亦可捣碎用。

注意事项：孕妇忌用，便溏者慎用。

• 治经闭，五心烦热：桃仁、红花、当归、牛膝各 5 克。将以上四味中药研成细末。每服 9 克，饭前温酒送服。

红花

功效主治

具有活血通经、祛瘀止痛的功效。主治血滞经闭、痛经、难产、产后恶露不行、瘀血作痛、痈肿、跌打损伤、胸痹心痛、血瘀腹痛、胁痛等。

植物形态

一年生草本，全体光滑无毛。茎直立，基部木质化，上部多分枝。叶互生，长椭圆形，先端尖，边缘羽状齿裂，齿端有尖刺，上部叶较小。花序大，顶生，总苞片多列；管状花多数，通常两性，橘红色，先端 5 裂，裂片线形。花期 6~7 月，果期 8~9 月。

中药常识

别名：草红、金红花等。

性味归经：性温，味辛，归心、肝经。

用法用量：煎服，3~10 克；外用适量。

注意事项：活血作用强，有出血性疾病患者、孕妇忌用。

• 治妇女经期超前，血多有块，色紫黏稠，腹痛：红花 6 克，桃仁、白芍、当归各 9 克，熟地黄 12 克。水煎，去渣，取汁，温服。

入药部位
蔷薇科桃属植物桃的干燥成熟种子

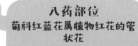

入药部位
菊科红蓝花属植物红花的管状花

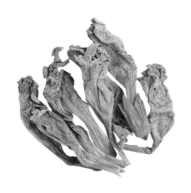

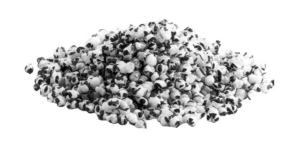

凌霄花

功效主治

具有破瘀通经、凉血祛风的功效。主治血瘀经闭、血热风痒、风疹、皮肤瘙痒、痤疮、酒糟鼻及血热便血、崩漏。

植物形态

落叶木质藤本。具气根，茎黄褐色，具棱状网裂。奇数羽状复叶，对生；小叶7~9片，顶端小叶较大，卵形至卵状披针形。花成疏松顶生的聚伞圆锥花序，花大，花萼5裂，绿色，裂片披针形；花冠赤黄色，漏斗状钟形。花期7~9月，果期8~10月。

中药常识

别名：五爪龙、倒挂金钟、上树龙、紫葳、白狗肠、吊墙花等。

性味归经：性微寒，味辛，归肝、心包经。

用法用量：煎服，3~10克。外用适量。

注意事项：孕妇忌用。

•治血瘀经闭：凌霄花、当归、陈皮各15克，大麦蘖、大黄、没药、桂皮、川芎各0.3克。将以上八味中药研成细末。每服3克，饭前温酒送服。

八药部位
紫葳科凌霄属植物凌霄的干燥花

王不留行

功效主治

具有活血通经、下乳消痈、利尿通淋的功效，主治瘀血经闭、痛经、难产、产后乳汁不下、痈肿、热淋、血淋等。

植物形态

一年生或二年生草本。茎直立，圆柱形，节处略膨大，上部呈二叉状分枝。叶对生，无柄，卵状披针形或线状披针形。顶端聚伞花序疏生，花柄细长，下有鳞片，花苞2枚；花瓣5片，分离，淡红色，倒卵形，先端有不整齐的小齿牙。花期4~5月，果期6月。

中药常识

别名：麦蓝菜、奶米等。

性味归经：性平，味苦，归肝、胃经。

用法用量：煎服，5~10克；外用适量。

注意事项：孕妇及月经过多者忌用。

•治虚劳小肠热，小便淋沥：王不留行、生地黄、滑石各30克，黄芩15克，榆白皮、赤芍、当归、木通各1克。将以上八味中药研成细末，每服6克，饭前米汤送服。

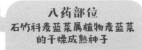

八药部位
石竹科麦蓝菜属植物麦蓝菜的干燥成熟种子

活血疗伤药

活血疗伤药善于活血化瘀，消肿止痛，续筋接骨，止血生肌敛疮。所以适用于跌打损伤瘀肿疼痛，骨折筋损，金疮出血等疾病。

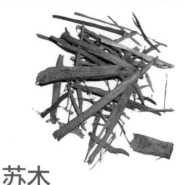

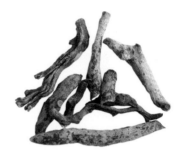

苏木

功效主治

具有活血续伤、祛瘀通疗的功效。主治妇女经闭、产后瘀滞腹痛、喘急、痢疾、痈肿、跌打损伤、破伤风等。

植物形态

常绿小乔木。叶为二回偶数羽状复叶，羽片对生，9~13对，叶轴被柔毛，具锥刺状托叶。圆锥花序，顶生，宽大多花，与叶等长，花黄色，花瓣5片，上部呈倒卵形。花期5~6月，果期9~10月。

骨碎补

功效主治

具有活血续伤、补肾强肾的功效。主治肾虚久泻及腰痛、耳鸣耳聋、牙痛、风湿痹痛、跌打损伤、斑秃、白癜风等。

植物形态

附生草本。叶二型，营养叶厚革质，红棕色或灰褐色，卵形；孢子叶绿色，具短柄，柄有翅。叶片矩圆形或长椭圆形，羽片6~15对，广披针形或长圆形。孢子囊群圆形，黄褐色，在中脉两侧各排列成2~4行。

中药常识

别名：苏枋、苏方等。

性味归经：性平，味甘、咸、辛，归心、肝经。

用法用量：煎服，3~10克；外用适量，研末撒敷。

注意事项：月经过多者和孕妇忌用。

• 治血滞经闭：苏木60克，硇砂15克，川大黄30克。先煎苏木，去渣取汁，入硇砂和川大黄，同熬成膏。每日服5克。

中药常识

别名：肉碎补、石岩等。

性味归经：性温，味苦，归肝、肾经。

用法用量：煎服，10~15克；外用适量。

注意事项：阴虚火旺、血虚风燥者慎用。

• 治筋骨损伤：骨碎补、自然铜、虎胫骨、败龟各25克，没药50克。将以上五味中药研成细末。每服5克，以核桃仁半个，一起嚼烂，温酒送服，每日3次。

八药部位
豆科云实属植物苏木的干燥心材

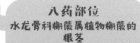
八药部位
水龙骨科槲蕨属植物槲蕨的根茎

破血消癥药

这类活血化瘀中药具有破血逐瘀的功效，主要治疗因长期血瘀形成的癥积包块的病症。

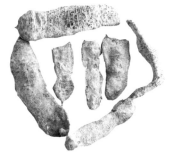

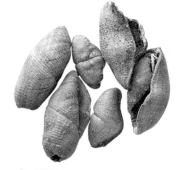

水蛭

功效主治

具有破血通经、逐瘀消癥的功效。主治血瘀经闭、癥瘕积聚、跌打损伤、心腹疼痛等。

动物形态

蚂蟥体大型。背面暗绿色，有5条纵纹，纵纹由黑色和淡黄色两种斑纹间杂排列组成。腹面两侧各有1条淡黄色纵纹，其余部分为灰白色，杂有茶褐色斑点。体环数107，前吸盘小。腭齿不发达，不吸血。

穿山甲

功效主治

具有活血消癥、通经下乳、消肿排脓的功效。主治癥瘕、经闭、痈疽疮毒、风湿痹痛、中风瘫痪、月经不调、产后乳汁不下。外用止血。

动物形态

体背面、四肢外侧和尾部披覆瓦状角鳞片，头细，吻尖，眼小，舌长，无齿，趾（指）爪强健有力。四肢精短，前肢比后肢长。鳞甲颜色有黑褐色和棕褐色两种类型，以前者为多见。

中药常识

别名：蛭蝚、房旭等。

性味归经：性平，味咸、苦，有小毒，归肝经。

用法用量：煎服，1.5~3克；研末吞服，0.3~0.5克。

注意事项：孕妇及月经过多者忌用。

•治妇女血瘀经闭：水蛭3克，虻虫5克，桃仁15克，大黄9克。将以上四味中药研成细末，水煎，去渣，取汁，温服。

中药常识

别名：鲮鲤甲等。

性味归经：性微寒，味咸，归肝、胃经。

用法用量：煎服，3~10克；研末吞服，1~1.5克；外用适量。

注意事项：孕妇慎用。痈肿已溃者忌用。

•治消肿排脓：蜂房30克，穿山甲、蛇蜕、油发各3克。以上中药研成细末。每服6克，入乳香末1.5克，温水服用。

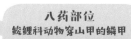

入药部位
水蛭科动物蚂蟥、水蛭的干燥体

入药部位
鲮鲤科动物穿山甲的鳞甲

第十三章
化痰止咳平喘类中药

中药中凡是以祛痰或消痰为主要作用,常用以治疗痰证的药物,称为化痰药。痰为津液所化。津液是人体正常生理性体液,痰是有形的一种病理产物。多因外感风寒湿热之盛,内伤七情饮食之郁,以致气逆液浊而成多量稀粘之汁。痰与饮常常互称,在临床上又有鉴别:黏而稠者为痰,清而稀者为饮。痰色黄者属于热证,色白者属于寒证。舌苔腻者多属湿痰,舌红口干者多为燥痰。

此类中药根据药性和作用分为温化寒痰药、清热化痰药和止咳平喘药。

温化寒痰药

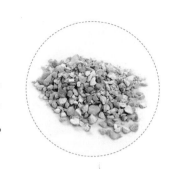

　　此类中药适用于寒痰证、湿痰证。寒痰证多因素体阳虚，寒饮内停；或外受寒邪，津液凝结而成。主要症见咳嗽痰多，清稀色白，或兼见口鼻气冷，肢冷恶寒，舌体淡胖，脉来沉迟等。

半夏

两年生的小叶是椭圆形至披针形。

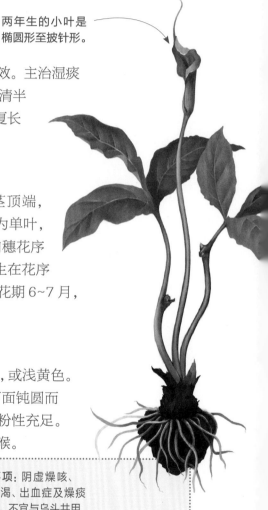

功效主治

　　具有燥湿化痰、降逆止呕、消痞散结的功效。主治湿痰寒痰证、呕吐反胃、咳喘痰多、结胸、梅核气。清半夏长于燥湿化痰，姜半夏长于降逆止呕，法半夏长于燥湿。外用消肿止痛。

植物形态

　　多年生草本，块茎近球形。叶出自块茎顶端，在叶柄下部内侧生一白色珠芽；一年生的叶为单叶，卵状心形；两三年后，叶为三小叶的复叶。肉穗花序顶生；佛焰苞绿色，花单性，无花被；雄花着生在花序上部，白色；雌花着生于雄花的下部，绿色。花期6~7月，果期8~9月。

药材性状

　　呈圆球形、半圆球形或偏斜状，表面白色，或浅黄色。上端多圆平，周围密布棕色凹点状须根痕，下面钝圆而光滑。质坚实，致密。纵切面呈肾脏形，洁白，粉性充足。粉末嗅之呛鼻，味辛辣，嚼之发黏，麻舌而刺喉。

中药常识

别名：半月莲、守田、水玉、羊眼等。

性味归经：性温，味辛，有毒，归脾、胃、肺经。

用法用量：煎服，3~10克，一般宜炮制后用。外用适量。

注意事项：阴虚燥咳、津伤口渴、出血症及燥痰者忌用。不宜与乌头共用。

●治肝脾不和型胃炎：醋制半夏60克，山药、鸡内金各10克，浙贝母40克。将以上四味中药研成细末。每服3克，每日3次，温水送服。

入药部位
南星科半夏属植物半夏的块茎

天南星

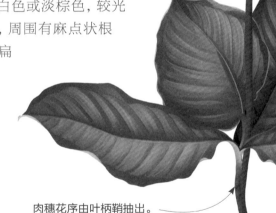

功效主治

具有燥湿化痰、祛风解痉、散结消肿的功效。主治湿痰阻肺、风痰眩晕、中风、癫痫、惊风、风痰眩晕、喉痹、破伤风、痈疽肿痛、蛇虫咬伤等。

植物形态

多年生草本。块茎扁球形，外皮黄色。鳞叶绿白色，有紫褐色斑纹。叶 1 片，叶片放射状分裂，裂片 7~15 枚，无柄，披针形。花单性，雌雄异株，无花被；佛焰苞绿色、淡紫色或深紫色，背面有白色条纹，基部圆筒状，花密。花期 5~7 月，果期 8~9 月。

药材性状

呈扁球形，表面类白色或淡棕色，较光滑，顶端有凹陷的茎痕，周围有麻点状根痕，有的块茎周边有小扁球状侧芽。质坚硬，不易破碎，断面不平坦，白色，粉性。气微辛。

肉穗花序由叶柄鞘抽出。

中药常识

别名：白南星、山苞米、蛇包谷、山棒子等。

性味归经：性温，味辛、苦，有毒，归肺、肝、脾经。

用法用量：煎服，3~10 克，多炙用。外用适量。

注意事项：阴虚燥痰者及孕妇忌用。

• 治热痰咳嗽，烦热，心痛，唇口干燥：天南星、半夏、黄芩各 30 克。将以上三味中药研成细末，姜汁浸泡后，蒸饼为丸，如梧桐子大。每服 50 丸，饭后，姜汤送服。

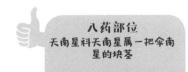

入药部位
天南星科天南星属一把伞南星的块茎

清热化痰药

此类药物可以治热痰证，即咳嗽气喘，痰黄黏稠为主症，并伴热象；燥痰证，即痰干黏稠，难咯，干咳等，并兼见其他燥象。

川贝母

功效主治

具有清热化痰、润肺止咳、散结消肿的功效。能治虚劳咳嗽、肺热燥咳、心胸郁结、瘿瘤、瘰疬、喉痹、乳痈、肠痈。

植物形态

多年生草本，鳞茎圆锥形或近球形。茎直立，绿色或微带褐紫色。叶片着生在茎上部 1/3 或 1/5 的部分，通常下端对生，上端 3 叶轮生，少为互生。花单生于茎顶，下垂，钟状；花被 6 片，菱状椭圆形，黄绿色。花期 6 月，果期 8 月。

叶片线形。

药材性状

呈圆锥形或近心脏形。表面类白色，微有光泽。外层鳞叶 2 瓣，大小悬殊，大瓣紧抱小瓣，未抱部分呈新月形。顶端钝圆或稍尖。质硬而脆，断面白色，富粉性。味微苦。

中药常识

别名：川贝、黄虻、贝母、空草、贝父等。

性味归经：性微寒，味苦、甘，归肺、心经。

用法用量：煎服，每次 3~10 克；研末冲服，每次 1~2 克。

注意事项：脾胃虚寒及有痰湿者不宜用。不宜与乌头共用。

●**治燥火型咳嗽**：茯苓 15 克，川贝母 10 克，梨 3 个去蒂，切成丁。茯苓、川贝母中火水煎至熟，再加入梨、蜂蜜、冰糖煮至梨熟即可。有清热生津、润肺化痰、止咳平喘的功效。

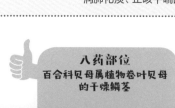

入药部位
百合科贝母属植物卷叶贝母的干燥鳞茎

桔梗

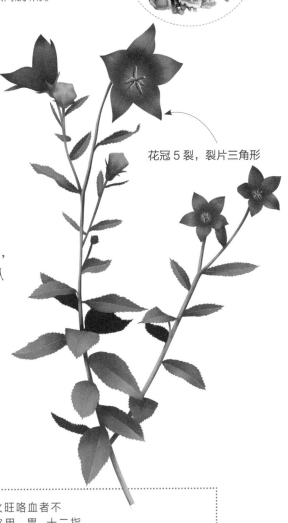

功效主治

具有宣肺、祛痰、利咽、排脓的功效。主治咳嗽痰多、胸闷不畅；咽喉肿痛、失音；肺痈吐脓、胸满胁痛。

植物形态

多年生草本。植物体内有乳汁，全株光滑无毛。根肉质，圆柱形或有分枝。叶几乎没有叶柄，生于茎中、下部的叶对生或3~4片轮生，茎上部的叶有时为互生。花单生于茎顶，或数朵成疏生的总状花序；花冠钟状，蓝紫色。花期7~9月，果期8~10月。

花冠5裂，裂片三角形

药材性状

呈圆柱形或略呈纺锤形，下部渐细，有的有分枝。表面白色或淡黄白色，具纵扭皱沟，上部有横纹。质脆，断面不平坦，形成层环棕色。皮部类白色，有裂隙，木部淡黄白色。

中药常识

别名：包袱花、铃铛花、僧帽花等。

性味归经：性平，味苦、辛，归肺经。

用法用量：煎服，5~10克；也可入丸、入散。

注意事项：凡气机上逆、呕吐、呛咳、眩晕、阴虚火旺咯血者不宜用。胃、十二指肠溃疡患者慎用。

• **治急性咽喉炎**：桔梗5克，杭白菊5朵，雪梨1个，冰糖适量。杭白菊、桔梗加水烧开，转小火再煮10分钟，取汁，加入冰糖和雪梨丁拌匀即可。

入药部位
桔梗科桔梗属植物桔梗的根

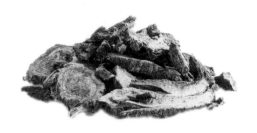

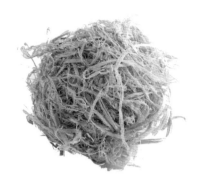

前胡

功效主治

具有降气化痰、疏散风热的功效。主治风热头痛、咳喘痰热、呕逆食少、胸膈满闷等。

植物形态

白花前胡是多年生草本。根圆锥形，茎单一，上部分枝。基生叶和下部叶纸质，圆形至宽卵形，2~3回三出羽状分裂；顶端叶片生在膨大的叶鞘上。复伞形花序，顶生或腋生，花瓣白色。花期8~10月，果期10~11月。

竹茹

功效主治

具有清热化痰、止呕除烦的功效。主治痰热咳嗽、呃逆、痰热心烦不寐、胃热呕吐、吐血、鼻出血、崩漏、妊娠剧吐、胎动不安、惊痫。

植物形态

多年生常绿乔木或灌木。茎圆筒形，绿色，无毛。茎箨长于节间，硬纸质，背面无毛或具微毛，稻草色。穗状花序小枝排列成覆瓦状的圆锥花序；花枝有叶。颖木质而中空。茎有节。笋期4~5月，花期10月至翌年2月。

中药常识

别名：土当归等。

性味归经：性微寒，味苦、辛，归肺经。

用法用量：煎服，6~10克；或入丸、入散等。

注意事项：气虚血少者忌用。

• 治心胸不利，时有烦热：前胡、川贝母、桑白皮各50克，麦冬75克，杏仁25克，甘草0.5克。将以上六味中药研成细末。每服20克，加少量生姜水煎，去渣，取汁，不拘时候，温服。

中药常识

别名：竹皮、淡竹皮茹、麻巴、竹二青等。

性味归经：性微寒，味甘，归肺、胃经。

用法用量：煎服，6~10克。生用清热化痰，姜汁炙用止呕。

注意事项：寒痰咳喘、胃寒呕逆及脾虚泄泻者禁用。

• 治胃热呕吐：陈皮60克，竹茹10克，大枣5枚，生姜5克，甘草15克，人参2克。水煎，去渣，取汁，每日3服。

入药部位
伞形科前胡属植物白花前胡
或紫花前胡的干燥根

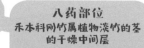

入药部位
禾本科刚竹属植物淡竹的茎
的干燥中间层

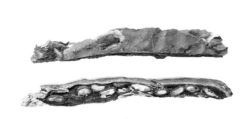

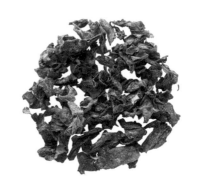

瓜蒌仁

功效主治

　　具有清热化痰、宽胸散结、润肠通便的功效。全瓜蒌可清热化痰、宽胸理气；瓜蒌仁可润燥化痰、润肠通便，主治痰热咳喘、胸痹、肺痈、肠痈、乳痈、肠燥便秘等。

植物形态

　　多年生草质藤本，茎有棱线。叶互生，叶片宽卵状心形。雄花生于上端1/3处，3~8朵成总状花序，有时单生，萼片线形，花冠白色；雌花单生，果瓟橙黄色。花期6~8月，果期9~10月。

中药常识

别名： 药瓜等。

性味归经： 性寒，味甘、微苦，归肺、胃、大肠经。

用法用量： 煎服，全瓜蒌10~20克；瓜蒌皮6~12克；瓜蒌仁10~15克，打碎，水煎。

注意事项： 脾虚湿痰、便溏及寒痰者不宜用。

• 治胸痹，喘息咳嗽，胸背痛，气短：全瓜蒌1个，薤白50克，白酒100毫升。酒煎，去渣，取汁，温服。

昆布

功效主治

　　消痰软坚、利水消肿的功效，可以用于治疗瘿瘤、瘰疬、噎膈、睾丸肿痛、痰饮水肿等。

植物形态

　　多年生大型褐藻，植物体成熟时成带状。根状固着器粗纤维状，由数轮叉状分歧的假根组成，假根末端有吸着盘。其上为圆柱状的短柄。柄的上部为叶状体，叶状体幼时呈长卵状，后渐伸长成带状，扁平，坚厚，革质状，中部稍厚，两边较薄，有波状皱褶。

中药常识

别名： 海带、江白菜等。

性味归经： 性寒，味咸，归肝、肾经。

用法用量： 煎服，6~12克。

注意事项： 脾胃虚寒蕴湿者忌用。

• 治肝火头痛、眼结膜炎：昆布12克，草决明30克。水煎，吃昆布饮汤。每日2次。

• 治肥胖症：昆布粉2克，话梅1粒。开水浸泡服用，每日2次。

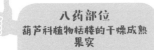

八药部位
葫芦科植物栝楼的干燥成熟果实

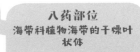

八药部位
海带科植物海带的干燥叶状体

止咳平喘药

止咳平喘药味多辛苦，性有温寒之别，以止咳平喘为其主要作用，分别有宣肺、清肺、降肺、敛肺和化痰的功效。可治疗咳嗽气喘。

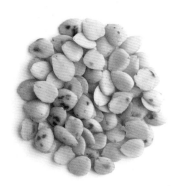

苦杏仁

功效主治

具有止咳平喘、润肠通便的功效。主治咳嗽气喘、胸满痰多、肠燥便秘等。

植物形态

杏为落叶乔木，树皮暗红棕色，幼枝光滑。叶互生，广卵形或卵圆形，叶柄多带红色。花单生，先于叶开放，花瓣5片，白色或粉红色。花期3~4月，果期7~8月。

中药常识	入散等。
别名：杏仁。	**注意事项：**阴虚劳嗽、大便稀薄者慎用。
性味归经：性微温，味苦，有小毒，归肺、大肠经。	**•治风热感冒：**苦杏仁、连翘各10克，竹叶12克，薄荷3克。水煎，去渣，取汁。每日1剂。
用法用量：打碎煎服，3~10克；也可入丸、	

入药部位
蔷薇科杏属植物杏或山杏的种仁

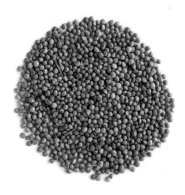

紫苏子

功效主治

具有降气化痰、止咳平喘、润肠通便的功效。主治咳嗽痰多、肠燥便秘。

植物形态

一年生草本，具特异芳香。叶对生，有紫色或白色节毛；叶片皱，卵形或圆卵形。总状花序稍偏侧，顶生及腋生；苞卵形，花萼钟形，外面下部密生柔毛；花冠管状，紫色。花期6~7月，果期7~8月。

中药常识	耗气，故脾虚大便稀薄、腹泻、气虚者忌用。阴虚咳嗽者慎用。
别名：苏子、黑苏子。	
性味归经：性温，味辛，归大肠、肺经。	**•治风热感冒：**紫苏子、荆芥各10克，大青叶、四季青、鸭跖草各30克。水煎，去渣，取汁，温服。
用法用量：煎服，5~10克。也可煮粥或入丸。	
注意事项：紫苏子滑肠	

入药部位
唇形科植物紫苏的干燥成熟果实

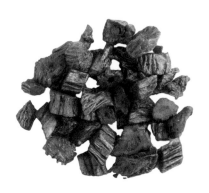

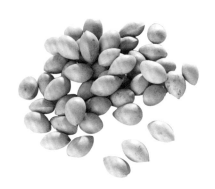

百部

功效主治

具有润肺止咳、杀虫、灭虱的功效。主治咳嗽（风寒咳嗽、久咳不已、百日咳、肺结核、老年咳喘）、蛲虫病、蛔虫病、皮肤疥癣、湿疹。久咳虚咳宜蜜炙用。

植物形态

蔓生百部是多年生草本，生长于阳坡灌木林下或竹林下。根肉质，通常为纺锤形，数个至数十个簇生。叶通常4片轮生，叶片先端锐尖或渐尖。花梗丝状，每梗通常单生1花，淡绿色。花期5月，果期7月。

白果

功效主治

具有敛肺化痰定喘、止带缩尿的功效。主治哮喘、肺热燥咳、带下、白带、白浊、遗精、淋病、尿频、遗尿等。生白果有毒，生食一定去壳、去红软膜、去心；炒白果毒性很小。

植物形态

落叶乔木，树干直立，树皮灰色。叶在长枝上螺旋状散生，叶片扇形，淡绿色。花单性，雌雄异株；雄花呈下垂的短柔荑花序，雌花每2~3个聚生于短枝上，每花有一长柄。花期4~5月，果期7~10月。

中药常识

别名：百条根、百部草、闹虱药、药虱药等。

性味归经：性微温，味甘、苦，归肺经。

用法用量：煎剂，5~15克，外用适量。

注意事项：肺热者忌用。

• 治支气管炎：百部、苦杏仁各15克，冰糖20克。水煎，去渣，取汁。每剂煎两次，混合后早、晚服，连服7剂。

中药常识

别名：银杏等。

性味归经：性平，味甘、苦、涩，有毒，归肺经。

用法用量：捣碎煎服，5~10克。

注意事项：白果有毒，不可过量食用。

• 治慢性淋浊，妇女带下：白果（炒熟去壳）、山药各5克。将白果和山药研成细末。每日1服，温水送服。

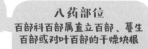

入药部位
百部科百部属直立百部、蔓生百部或对叶百部的干燥块根

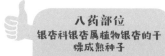

入药部位
银杏科银杏属植物银杏的干燥成熟种子

第十四章
安神类中药

安神药主要用来治疗心神不宁的心悸怔忡、失眠多梦；亦可作为惊风、癫痫、狂妄等病症的辅助药物。部分安神药又可用来治疗热毒疮肿、肝阳眩晕、自汗盗汗、肠燥便秘、痰多咳喘等症。根据临床应用不同，安神药可分为重镇安神药与养心安神药两大类。

重镇安神药

重镇安神药多为质地沉重的矿石类物质，多用于心悸失眠、惊痫发狂、烦躁易怒等阳气躁动、心神不安的实证。

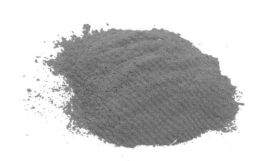

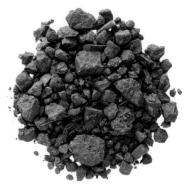

朱砂

功效主治

具有清心镇惊、安神解毒、明目祛翳的功效。主治心神不宁、烦躁不眠、惊厥、惊悸、眩晕、疮疡肿毒、疥癣、口舌生疮。

矿物形态

三方晶系。晶体成厚板状或菱面体，在自然界中单体少见，多呈粒状、致密状块体出现。半透明。朱红色至黑红色，有时带铅灰色。条痕为红色。金刚光泽。

中药常识

别名：辰砂、丹砂等。

性味归经：性微寒，味甘，有毒，归心经。

用法用量：内服，入丸、入散，每次 0.1~0.5 克；不宜煎服；外用适量。

注意事项：不宜大量久服。孕妇、肝肾病患者忌用。

● 治心悸怔忡：朱砂 10 克，生地黄、当归、甘草各 15 克，黄连 45 克。将以上中药研细末，米糊为丸。每服 2 克。

入药部位
硫化物类矿物辰砂族辰砂

磁石

功效主治

具有镇静安神、纳气平喘的功效。主治头晕目眩、耳聋、耳鸣、虚喘惊痫、怔忡、痈疮肿毒、创伤出血等。

矿物形态

晶体往往为八面体，少数为菱形十二面体，晶面上常有平行条纹。通常呈粒状或致密块状体出现。不透明。铁黑色，晶体有时带有浅蓝靛色。

中药常识

别名：玄石、磁君等。

性味归经：性寒，味咸，归心、肝、肾经。

用法用量：煎服，9~30 克；或入丸、入散，每次 1~3 克。

注意事项：脾胃虚弱者忌用。

● 补肝肾虚：磁石 30 克，石菖蒲、川乌、巴戟、黄芪、肉苁蓉、玄参各 10 克。将以上七味中药研成细末，炼蜜为丸，如梧桐子大。每服 20 丸。

入药部位
氧化物类矿物尖晶石族磁铁矿

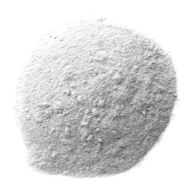

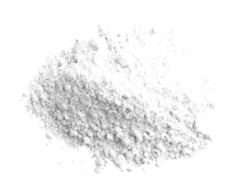

琥珀

功效主治

具有镇惊安神、散瘀止血、利水通淋的功效。主治心悸失眠、惊风、癫痫、小便不利、尿痛、尿血、血瘀经闭、产后停瘀腹痛、跌打损伤、疮痈肿毒等。

矿物形态

多呈不规则的粒状，块状、钟乳状及散粒状。有时内部包含着植物或昆虫的化石。颜色为黄色、棕黄色及红黄色。条痕白色或淡黄色。具松脂光泽，透明至不透明，断口贝壳状极为显著。性极脆，摩擦带电。

珍珠粉

功效主治

具有安神定惊，明目消翳，解毒生肌的功效。主治惊悸失眠，惊风癫痫，目生云翳，疮疡不敛。

矿物形态

贝壳2片，大而坚厚，略呈圆形。壳的长度与高度几相等。壳顶向前弯，位于背缘中部靠前端。壳顶前后有两耳，后耳较大。壳表面黑褐色。贝壳中部锯齿状鳞片脱落，留有明显的放射纹痕迹。壳内面珍珠层厚，有虹光色彩，边缘黄褐色。

中药常识

别名：血琥珀、血珀等。

性味归经：性平，味甘，归心、肝、膀胱经。

用法用量：每次1.5~3克。外用适量。

注意事项：阴虚内热及无瘀滞者忌用。

•**治血瘀经闭**：琥珀、桃仁各30克，虻虫、水蛭各15克，肉桂、大黄各90克。琥珀细研，将剩余五味中药研成细末，以琥珀膏和丸，如梧桐子大，每服10丸。

中药常识

别名：珠母贝、真朱、真珠、蚌珠、珠子等。

性味归经：性寒，味甘咸，归入心、肝经。

用法用量：内服每次0.3~1克，多入丸、散，不入汤剂。外用适量，研末，干撒、点眼或吹喉。

注意事项：孕妇忌用。

•**治发斑**：珍珠粉1克，用水调匀，服用。

入药部位
某些松科植物的树脂，埋于地层年久而成的化石样物质

入药部位
贝类动物珍珠囊中形成的无核珍珠

养心安神药

具有养心滋肝的作用，用于心肝血虚、心神失养所致的心悸怔忡、失眠多梦等神志不宁的虚证，并常与补血养心药同用，以增强疗效。

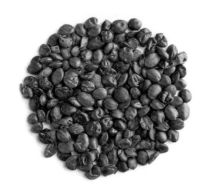 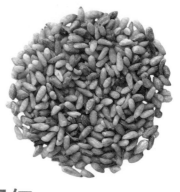

酸枣仁

功效主治

具有养心益肝、安神、敛汗、生津的功效。主治心悸怔忡、虚烦失眠、烦渴虚汗。

植物形态

落叶灌木或小乔木，老枝褐色，幼枝绿色。叶互生，叶片边缘有细锯齿。花2~3朵簇生于叶腋，小型，黄绿色；花瓣小，5片，与萼互生。花期4~5月，果期9~10月。

柏子仁

功效主治

具有养心安神、润肠通便的功效。主治虚烦失眠、心悸怔忡、遗精、盗汗、便秘。

植物形态

常绿乔木。叶鳞形，交互对生，先端微钝，叶背中部均有腺槽。雌雄同株，球花单生于短枝顶端，雄球花黄色，卵圆形。花期3~4月，果期9~11月。

中药常识

别名：酸枣核、枣仁、山枣等。

性味归经：性平，味酸甘，归心、肝、胆经。

用法用量：煎服，9~15克；研末吞服，1.5~2克。

注意事项：有实邪郁火及患有滑泄症者慎用。

• 治心脾两虚型失眠：酸枣仁15克，苦参30克。将二者加水煎煮至留汤15~20毫升时即可。睡前20分钟服用，服10~15天。

中药常识

别名：柏仁、柏子、柏实、侧柏仁等。

性味归经：性平，味甘，归心、肾、大肠经。

用法用量：煎服，3~9克。

注意事项：便溏及多痰者慎用。

• 治血虚型便秘：柏子仁、杏仁、松子仁、火麻仁各10克。将以上四味中药捣烂，放入杯内用开水冲泡，当茶饮用。

入药部位
鼠李科枣属植物酸枣的干燥成熟种子

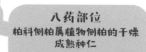

入药部位
柏科侧柏属植物侧柏的干燥成熟种仁

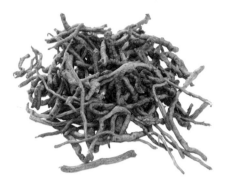

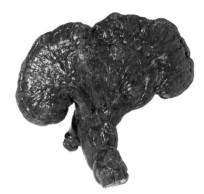

远志

功效主治

具有安神益智、祛痰开窍、消散痈肿的功效。主治健忘、失眠、惊悸、梦遗、咳嗽痰多、痈疽疮肿、乳房肿痛等。

植物形态

远志是多年生草本。根圆柱形，肥厚，淡黄白色。茎丛生。叶互生，多线形，先端渐尖，基部渐狭。总状花序偏侧状，花淡蓝色；花瓣 3 片，两侧瓣为歪倒卵形，中央花瓣较大，呈龙骨状。花期 5~7 月，果期 6~8 月。

中药常识

别名：细草、小鸡腿、小鸡眼、小草根等。

性味归经：性温，味辛、苦、微甘，入心、肾、肺经。

用法用量：煎服，3~9 克；外用适量。化痰止咳宜炙用。

注意事项：体内有湿热、痰火内盛及有胃溃疡、胃炎者慎用。

• 治高血压：远志、菊花、天麻、川芎各 9 克，天竺黄 7 克，柴胡、石菖蒲、白僵蚕各 6 克煎服。

入药部位
远志科远志属植物远志或卵叶远志的根皮

灵芝

功效主治

具有补气安神、止咳平喘的功效。主治虚劳咳嗽、气喘、失眠、消化不良、耳聋、痔疮等。

植物形态

菌盖木栓质，肾形，红褐、红紫或暗紫色，具漆样光泽，有环状棱纹和辐射状皱纹，大小及形态变化很大。菌盖下面有无数小孔，管口呈白色或淡褐色，管口圆形，内壁为子实层，孢子产生于担子顶端。菌柄侧生，长于菌盖直径，紫褐色至黑色，有漆样光泽，坚硬。

中药常识

别名：赤芝、灵芝草等。

性味归经：性平，味甘，归心、肝、肾经。

用法用量：煎服，6~12 克；研末吞服，1.5~3 克。

注意事项：发热怕冷、鼻塞流涕者忌用。

• 治心脾两虚型失眠：灵芝 10 克，西洋参 3 克。水煎服，时时饮之。

• 治哮喘：灵芝 10 克，半夏、厚朴各 3 克，苏叶 6 克，茯苓 9 克。用清水煎煮后加入冰糖，每日服用 3 次。

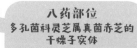
入药部位
多孔菌科灵芝属真菌赤芝的干燥子实体

第十五章
平肝息风类中药

平肝息风类中药多为咸寒之品，主入厥阴肝经，有平肝潜阳、缓和或制止肝阳上亢，及息风止痉、制止或缓解痉挛抽搐的作用。根据药物作用的不同，平肝息风药主要分为平抑肝阳药和息风止痉药。平肝息风药须针对不同的病因和病情配伍用药。

平抑肝阳药

主要用于肝阴不足，阴不维阳、肝阳亢逆于上所致的头晕头痛、耳鸣耳聋、烦躁不安，以及惊悸癫狂等症。

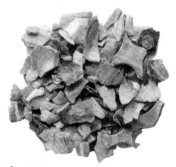

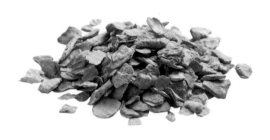

石决明

功效主治

具有平肝潜阳、清肝明目的功效。主治风阳上扰、头晕目眩、惊搐以及目赤、视物昏花。生用可平肝、清肝；煅用有收敛、制酸、止痛、止血的作用。

动物形态

体外有一坚厚的贝壳，体螺层极宽大。贝壳内面白色，有彩色光泽；壳口椭圆形，与体螺层大小几相等。体柔软，头部有细长的触角和有柄的眼各1对。

中药常识

别名： 真珠母等。

性味归经： 性寒，味咸，归肝经。

用法用量： 打碎煎服，3~15克；外用适量。

注意事项： 脾胃虚寒、食少便溏者慎用。

• 治风毒气攻入头，眼目昏及头目不利：石决明、羌活、草决明、菊花各30克，炙甘草15克。将以上中药研细末。每服6克，水煎，饭后、睡前温服。

牡蛎

功效主治

具有重镇安神、潜阳补阴、软坚散结的功效。主治心神不宁、惊悸失眠；肝阳上亢、头晕目眩、瘰疬、自汗、盗汗、遗精、淋浊、崩漏、带下等。

动物形态

贝壳大型，坚厚，呈长条形。壳面灰白色或黄褐色。闭壳肌痕马蹄形，棕黄色，位于壳的后部背侧。左壳凹下，鳞片较右壳粗大。肉质部软，鳃成直条状。

中药常识

别名： 蛎蛤、牡蛤等。

性味归经： 性微寒，味咸，归肝、胆、肾经。

用法用量： 打碎煎服，9~30克。

注意事项： 虚而有寒者忌用。

• 治头晕目眩：牡蛎、生龟板、炙甘草、鳖甲各12克，白芍、干地黄、麦冬各18克，麻仁、五味子各6克，阿胶9克，鸡蛋2个。水煎，去渣，取汁。取蛋黄，冲入药汁，搅拌均匀，3次服用。

入药部位
为鲍科动物九孔鲍或盘大鲍等的贝壳

入药部位
牡蛎科动物长牡蛎的贝壳

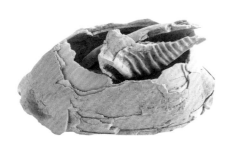
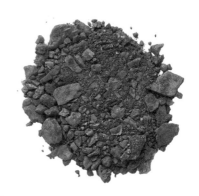

紫贝齿

功效主治

具有平肝潜阳、镇惊安神、清肝明目的功效。主治肝阳上亢头晕、惊悸失眠、目赤肿痛、热毒目翳、小儿斑疹入目。

动物形态

蛇首眼球贝的贝壳小型，坚固，略呈卵圆形。贝壳表面被有一层珐琅质，光滑。贝壳周缘呈深褐色，前后端为淡褐色，背面有大小不同的白斑散布，腹面周缘呈灰青色。壳口狭长，内外两唇周缘各有细白的齿 14~17 个。

中药常识

别名：紫贝、文贝、紫贝子等。

性味归经：性平，味咸，归肝经。

用法用量：打碎煎服，10~15 克；也可研末入丸、入散等。

注意事项：脾胃虚弱者慎用。

•治惊悸失眠：紫贝齿、龙骨、磁石、酸枣仁各 10 克。水煎，去渣，取汁，温服。

入药部位
宝贝科动物蛇首眼球贝、山猫宝贝或绶贝等的贝壳

赭石

功效主治

具有平肝潜阳、重镇降逆、凉血止血的功效。主治肝阳上亢头晕目眩、嗳气、呕逆、噎嗝反胃、气逆喘息、哮喘、咽喉肿痛、吐血、鼻出血、肠风、痔瘘、崩漏带下等。

矿物形态

为鲕状、豆状、肾状集合体，多呈不规则的扁平块状。暗棕红色或灰黑色，条痕樱红色或红棕色，有的有金属光泽。一面多有圆形的突起；另一面与突起相对应处有同样大小的凹窝。体重，质硬，砸碎后断面显层叠状。

中药常识

别名：赤土、紫朱等。

性味归经：性寒，味苦，归肝、心经。

用法用量：打碎煎服，10~30 克；入丸、入散，1~3 克；外用适量。

注意事项：孕妇慎用。含砷，不宜长期服用。

•治呕逆：代赭石 10 克，旋覆花、炙甘草各 30 克，人参 6 克，生姜 50 克，半夏 5 克，大枣 12 枚。水煎，去渣，取汁，分 3 次服用。

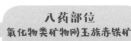

入药部位
氧化物类矿物刚玉族赤铁矿

息风止痉药

本类中药以平息肝风为主要作用。主治温热病的高热神昏、惊风抽搐、热极生风，或肝血不足、筋失濡养、虚风内动，或风阳夹痰、风痰上扰、突然昏倒、不省人事、口吐白沫、四肢抽搐的癫痫惊狂，或口眼歪斜的面瘫中风，以及中风后遗症的半身不遂等证。

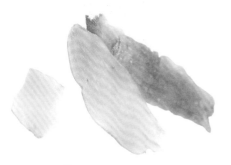

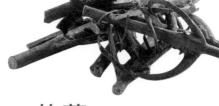

天麻

功效主治

　　具有息风止痉、平抑肝阳、祛风通络的功效。主治肝风内动、痉挛抽搐、眩晕眼黑、头痛头风、半身不遂、肢节麻木、风湿痹痛等。

植物形态

　　多年生寄生草本。叶呈鳞片状。花序为穗状的总状花序，花黄赤色；花梗短，裂片小，三角形。花期6~7月，果期7~8月。

中药常识

别名：鬼督邮、赤箭等。

性味归经：性平，味甘，归肝经。

用法用量：煎服，3~9克；研末冲服，每次1~1.5克。

注意事项：阴虚、失血及湿热甚者忌用。

• 治中风半身不遂，筋骨疼痛：天麻60克，没药0.9克，玄参、乌头、地榆各30克，麝香0.3克。将前五味中药研成细末，与麝香搅拌均匀，炼蜜为丸，如梧桐子大。每服20丸。

钩藤

功效主治

　　具有清热平肝、息风止痉的功效。主治小儿惊痫、小儿夜啼及成人血压偏高、头痛目眩。

植物形态

　　攀援状大藤本。叶革质，宽椭圆形或长椭圆形。头状花序圆球形，单生叶腋，花淡黄色。花期6~7月，果期10~11月。

中药常识

别名：吊藤、鹰爪风等。

性味归经：性凉，味甘，归肝、心包经。

用法用量：煎服或入散，3~12克。

注意事项：虚者勿用；无火者忌用。

• 治小儿惊痫，仰目嚼舌，精神昏闷：钩藤25克，龙齿50克，石膏、麦冬各1.5克，栀子仁0.5克，黄芩0.15克，川大黄25克。将以上七味中药研成粗末。每服5克，水煎，去渣，温服。不拘时饮。

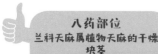

入药部位
兰科天麻属植物天麻的干燥块茎

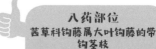

入药部位
茜草科钩藤属大叶钩藤的带钩茎枝

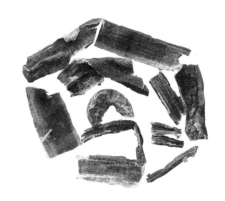

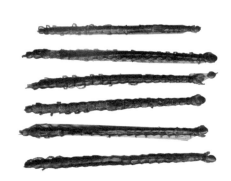

地龙

功效主治

　　具有清热定惊、清肺平喘、利尿、通络的功效。主治高热惊痫、癫狂、气虚血滞、半身不遂；高血压、肺热哮喘、尿少水肿、风寒湿痹等。

动物形态

　　参环毛蚓体较大，长110~380毫米，宽5~12毫米。体背部灰紫色，腹面稍淡。前端较尖，后端较圆，长圆柱形。头部退化，口位在体前端。全体由100多个体节组成。每节有一环刚毛，刚毛圈稍白。

蜈蚣

功效主治

　　具有息风定惊，攻毒散结的功效。主治痉挛抽搐、中风、破伤风、百日咳、疮疡肿毒、瘰疬、风湿顽痹、顽固性头痛等。

动物形态

　　少棘巨蜈蚣的体形扁平而长，全体由22个同型环节构成，头部红褐色。头板近圆形，头板和第一背板为金黄色，生触角1对，17节，基部6节少毛。单眼4对。背板自2~19节各有2条不显着的纵沟。

中药常识

别名：蚯蚓、引无等。

性味归经：性寒，味咸，归肝、脾、膀胱经。

用法用量：煎服，4.5~9克；研末吞服，1~2克；外用适量。

注意事项：阴虚火热型伤寒及脾胃虚弱者忌用。

● 治小儿惊风：鲜地龙20克，乳香1.5克，胡椒粉3克。乳香和胡椒粉研成细末。鲜地龙与药末一起捣烂，研和为丸，如麻子大。每服7丸，葱白汤送服。

中药常识

别名：天龙、百脚、吴公、百足虫、千足虫、天虫、千条腿等。

性味归经：性温，味辛，有毒，归肝经。

用法用量：煎服，3~5克；研末冲服，0.6~1克；外用适量。

注意事项：孕妇忌用。

● 治小儿惊风：蜈蚣5克，丹砂、轻粉各3克。蜈蚣去足，炙为末。丹砂和轻粉研成细末，与蜈蚣末搅拌均匀，乳汁和丸，如绿豆大。每次1丸，乳汁送服。

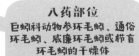

入药部位
巨蚓科动物参环毛蚓、通俗环毛蚓、威廉环毛蚓或栉盲环毛蚓的干燥体

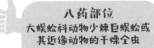

入药部位
大蜈蚣科动物少棘巨蜈蚣或其近缘动物的干燥全虫

第十六章
补虚类中药

凡能补充人体物质亏损，增强人体机能活动，以提高抗病能力消除虚弱症候的药物，称补虚药。分为补气药、补阳药、补血药和补阴药。

补气和补阳类药大多药性甘温，能振奋衰弱的机能，改善或消除机体衰弱之形衰乏力、畏寒肢冷等症；补血和补阴类药药性甘温或甘寒不一，能补充人体阴血之不足及体内被耗损的物质，改善和消除精血津液不足的症候。

补气药

补气药常用于气虚的病症，有补脾气、补心气、补元气等作用，血虚之人在补血同时，也适当配伍补气药，因为气旺可以生血。尤其在大失血时，必须运用补气药。补气药如应用不当，有时也会引起胸闷腹胀、食欲减退等症。

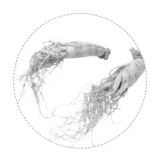
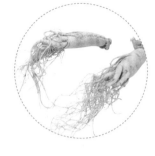

人参

功效主治

具有大补元气，补脾益肺，生津止渴，安神益智的功效。治劳伤虚损、食少、倦怠、反胃吐食、大便滑泄、惊悸、健忘、眩晕头痛、阳痿、尿频、消渴、妇女崩漏、小儿惊风，及久虚不复、一切气血津液不足之证。

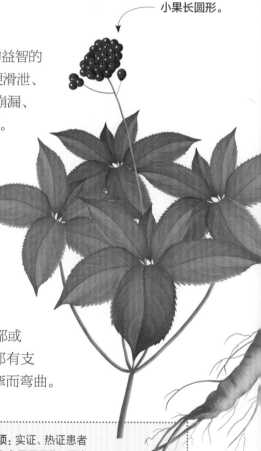

小果长圆形。

植物形态

多年生草本。叶轮生于茎端，初生时为1枚三出复叶，二年生者为1枚五出掌状复叶，三年生者为2枚五出掌状复叶。顶生伞形花序，黄绿色的小花，花瓣6片。花期6~7月，果期7~9月。

药材性状

主根呈纺锤形或圆柱形，表面灰黄色，上部或全体有疏浅断续的粗横纹及明显的纵皱，下部有支根2~3条，并着生多数细长的须根。根茎多拘挛而弯曲。质较硬，断面淡黄白色，显粉性。香气特异。

中药常识

别名：黄参、血参、鬼盖、神草、土精、地精等。

性味归经：性微温，味甘、微苦，归脾、肺、心经。

用法用量：煎汤3~9克，救治虚脱可用15~30克；还可敷膏、泡酒、含服等。

注意事项：实证、热证患者忌用。人参畏五灵脂，恶皂荚、黑豆，忌铁器。

• **治脾虚、食欲不振**：炙甘草、人参、白术、茯苓各9克，研为细末，每次取15克，水煎服。

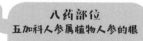

入药部位
五加科人参属植物人参的根

党参

功效主治

具有补脾气、补肺气、补血、生津的功效。主治脾肺气虚、气血两虚、气津两伤诸证如体倦无力、食少、口渴、久泻、慢性贫血、妇女血崩、胎产诸病。

植物形态

多年生草本。根长圆柱形，顶端有一膨大的根头，具多数瘤状的茎痕。叶对生、互生或假轮生；叶片卵形或广卵形。花单生，具细花梗；花萼绿色，花冠广钟形，淡黄绿色，且有淡紫堇色斑点。花期 8~9 月，果期 9~10 月。

药材性状

呈长圆柱形，稍弯曲，表面黄棕色至灰棕色，根头部有多数疣状突起的茎痕及芽，每个茎痕的顶端呈凹下的圆点状；根头下有致密的环状横纹。质稍硬或略带韧性，断面稍平坦，有裂隙或放射状纹理，皮部淡黄白色至淡棕色，木部淡黄色。有特殊香气。

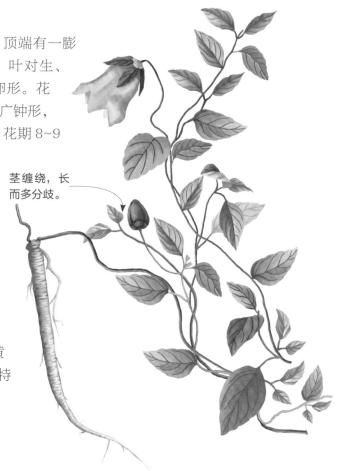

茎缠绕，长而多分歧。

中药常识

别名：黄参、防党参、上党参、狮头参、中灵草等。

性味归经：性平，味甘，入脾、肺经。

用法用量：一般用量 9~30 克，煎服、泡茶均可。

注意事项：气滞、怒火盛者忌用。不宜与藜芦同用。

●治疗老年气虚：党参 250 克，洗净隔水蒸熟。每天 2 次，饭前嚼食 15 克。

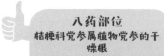

入药部位
桔梗科党参属植物党参的干燥根

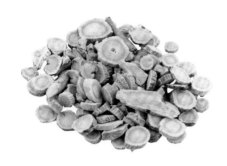

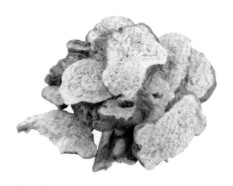

黄芪

功效主治

生黄芪具有健脾补中、升阳举陷、益气固表、利水退肿、排脓生肌的功效。主治自汗、气虚、血痹、浮肿、痈疽不溃或溃久不敛。炙黄芪具有补中益气的功效。主治内伤劳倦、脾虚泄泻、脱肛、气虚血脱、崩带及一切气衰血虚之证。

植物形态

多年生草本。主根深长，笔直、粗壮或有少数分枝。奇数羽状复叶，互生，小叶 6~13 对。总状花序腋生，具花 5~20 朵；花冠淡黄白色，蝶形。花期 7~8 月，果期 8~9 月。

白术

功效主治

具有补脾益胃，燥湿和中、止汗、安胎的功效。主治脾胃气弱、不思饮食、倦怠少气、虚胀、泄泻、水肿、胎动不安、小便不利、头晕、自汗等。生白术燥湿利水，炒白术补气健脾。

植物形态

多年生草本。根茎粗大，略呈拳状。茎基部木质化，具不明显纵槽。单叶互生；茎下部叶有长柄。头状花序顶生，花多数，着生于平坦的花托上，花冠淡黄色或紫色。花期 9~10 月，果期 10~11 月。

中药常识

别名：棉芪、黄耆、独椹、蜀脂、百本等。

性味归经：性微温，味甘，归脾、肺经。

用法用量：煎服，一般用量 9~30 克；含服宜可。

注意事项：实证及阴虚阳盛者忌用。

● 治气虚血滞，半身不遂：黄芪 30 克，赤芍、桂枝各 15 克，生姜 10 克，大枣 10 枚。水煎，去渣，不拘时服。

中药常识

别名：于术、冬白术等。

性味归经：味苦、甘，性温，归脾、胃经。

用法用量：煎服，一般用量 6~12 克，通便时可用至 60 克。

注意事项：阴虚燥渴、气滞胀闷者忌用。不宜与桃、李、大白菜同用。

● 治呕吐酸水：白术、茯苓、厚朴各 2.4 克，陈皮、人参各 1.8 克，荜茇、吴茱萸各 1.2 克，槟榔、大黄各 3 克。水煎，分 2 次服用。

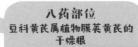

入药部位
豆科黄芪属植物膜荚黄芪的干燥根

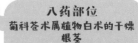

入药部位
菊科苍术属植物白术的干燥根茎

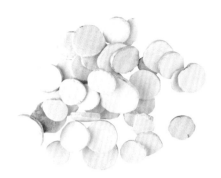

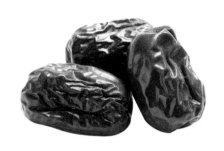

山药

功效主治

　　具有健脾、补肺、固肾、益精、滋润皮毛的功效。主治脾虚导致的泄泻，久痢，虚劳咳嗽，遗精，带下，小便频数；缓解糖尿病患者的口渴、尿多、善饥欲食等症状。麸炒山药补脾健胃，用于脾虚食少，泄泻便溏，白带过多。

植物形态

　　多年生缠绕草本。块茎肉质肥厚，略呈圆柱形，垂直生长。叶对生或三叶轮生，叶腋间常生珠芽。花单性，雌雄异株；花极小，黄绿色，成穗状花序；花被6片，椭圆形。花期7~8月，果期9~10月。

中药常识

别名: 怀山药、淮山药、土薯、山薯、玉延等。

性味归经: 性平，味甘，归脾、肺、肾经。

用法用量: 一般用量15~30克，煎服。

注意事项: 有实邪者忌用。不能和甘遂配伍。

•治脾胃虚弱：山药、白术各50克，人参1.5克。将以上中药研为末，煮白面糊为丸，如红小豆大，每服30丸，饭前用米汤送服。

入药部位
薯蓣科薯蓣属植物薯蓣的干燥根茎

大枣

功效主治

　　具有补中益气，养血安神，缓和药性的功效。主治脾胃虚弱所致的气短懒言、神疲体倦、饮食减少、脘腹胀满等，心脾气血不足引起的失眠、健忘、惊悸、怔忡等。

植物形态

　　落叶灌木或小乔木。枝平滑无毛，具成对的针刺。单叶互生，卵圆形至卵状披针形。花小型，成短聚伞花序，丛生于叶腋，黄绿色；萼5裂，上部呈花瓣状，下部连成筒状，绿色。花期4~5月，果期7~9月。

中药常识

别名: 红枣、干枣等。

性味归经: 性温，味甘，归脾、胃、心经。

用法用量: 生吃、泡茶均可。

注意事项: 有湿痰、齿病或虫病者不宜多食。

•治心烦不安，失眠：甘草9克，小麦15克，大枣10枚。将以上三味中药洗净，水煎，去渣，分3次温水服。

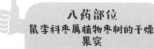

入药部位
鼠李科枣属植物枣树的干燥果实

补阳药

凡能补助人体阳气，治疗各种阳虚病证为主的药物，称为补阳药。补肾化阳，能补助一身之元阳，诸阳之本。也有助于益心阳、补脾阳的作用。

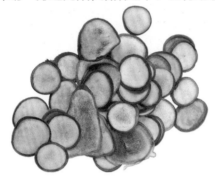
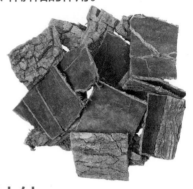

鹿茸

功效主治

具有补肾阳、益精髓、补气血、强筋骨的功效。主治肾阳虚衰、精血不足所致的虚劳羸瘦，精神倦乏，眩晕，耳聋，腰膝酸痛，阳痿、遗精滑泄，以及女性宫冷、崩漏、带下等。

动物形态

梅花鹿体长约1.5米。雄鹿有角，生长完全的共有四叉；雌鹿无角。眶下腺明显，呈裂缝状。臀部有明显白斑。腹部毛白色，背部有深棕色的纵纹。

中药常识

别名：斑龙珠。

性味归经：性温，味甘、咸，归肝、肾经。

用法用量：一般用量0.3~2克，煎服或研粉。

注意事项：高血压患者慎用，脑血管硬化者、热性体质者、发热者忌用。

• 治阳虚型冠心病：鹿茸粉0.5~1克。开水冲服，30天1个疗程。

八药部位
鹿科动物梅花鹿或马鹿的雄鹿未骨化密生茸毛的幼角

杜仲

功效主治

具有补肝肾，强筋骨，安胎气的功效。主治腰酸腰痛、腿膝无力、小便不净、阴部湿痒、胎动不安、高血压。

植物形态

落叶乔木，皮、枝及叶均含胶质。单叶互生，椭圆形或卵形。花单性，雌雄异株，与叶同时开放，或先叶开放，生于一年生枝基部苞片的腋内，有花柄，无花被。花期4~5月，果期9月。

中药常识

别名：丝楝树皮、丝棉皮、棉树皮、胶树等。

性味归经：性温，味甘，归肝、肾经。

用法用量：一般用量10~15克，煎服。

注意事项：杜仲属温补药材，阴虚火旺者忌用。杜仲有兴奋大脑皮层和提升血压的作用，高血压患者慎用。

• 治腰痛：川木香5克，八角茴香、杜仲各15克。水煎服，渣可再煎。

八药部位
杜仲科杜仲属植物杜仲的干燥树皮

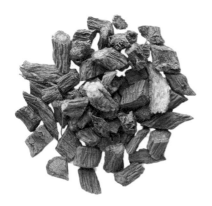 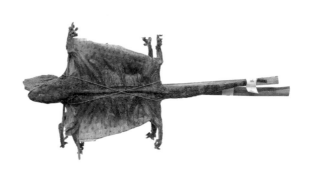

续断

功效主治

具有补肝肾、强筋骨、止血安胎、疗伤续折的功效。主治腰背酸痛、肢节痿痹、损筋折骨、胎动漏红、血崩、遗精、带下、痈疽疮肿等。酒续断多用于风湿痹痛，跌扑损伤；盐续断多用于腰膝酸软。

植物形态

多年生草本。根长锥形，主根明显，茎多分枝，具棱和浅槽。叶对生，基生叶有长柄，叶片羽状深裂。花小，多数，成球形头状花序；花冠白色或浅黄色，花期8~9月，果期9~10月。

蛤蚧

功效主治

具有补肺滋肾、纳气平喘、助阳益精的功效。主治肺虚咳嗽、肾虚作喘、虚劳喘咳、消渴、阳痿等。

动物形态

头部较大，呈三角形；眼大，突出；口中有许多小齿。全身生密鳞。指、趾间具蹼；指、趾膨大，底部具有单行褶襞皮瓣，除第1指、趾外。体背紫灰色，有砖红色及蓝灰色斑点，腹面近白色，散有粉红色斑点。尾易断，能再生。

中药常识

别名：川断、龙豆等。
性味归经：性微温，味苦、辛，归肝、肾经。
用法用量：煎服，9~15克；也可外用、捣敷等。
注意事项：风湿热痹者忌用，不能和雷丸配伍。
●治风湿：续断、防风、附子、当归、萆薢、天麻各30克，川芎20克，没药、乳香各15克。将以上中药研为细末，炼蜜为丸，如梧桐子大，每服40丸，空腹时服。

中药常识

别名：大壁虎等。
性味归经：性平，味咸，归肺、肾经。
用法用量：煎服，5~10克；研末，每次1~2克。
每日3次。
注意事项：风寒及实热咳喘者忌用。
●治疗哮喘：糯米50克，纯蛤蚧粉5克。糯米和蛤蚧粉加水煮成粥。每日1次。

 入药部位　川续断科川续断属植物川续断的干燥根

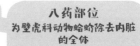 入药部位　为壁虎科动物蛤蚧除去内脏的全体

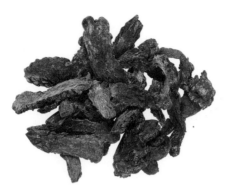

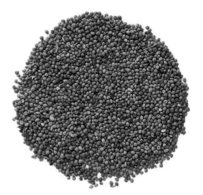

肉苁蓉

功效主治

具有补肾助阳，润燥通便的功效。主治肾阳虚衰、精血不足、阳痿、早泄，女子不孕、带下、血崩，筋骨痿弱、腰膝冷痛；老年病后血枯、便秘。

植物形态

多年生寄生草本，茎肉质肥厚，圆柱形，黄色。有多数肉质鳞片状叶，黄色至褐黄色，覆瓦状排列。穗状花序圆柱形，花多数而密集；花冠管状钟形，花色变异大，有紫色、黄色等。花期5~6月，果期6~7月。

菟丝子

功效主治

具有补肾益精，养肝明目、止泻、安胎的功效。主治肾虚、腰膝酸痛、遗精、宫冷不孕、尿不尽、目失濡养、视力减退以及脾肾阳虚泄泻和胎动不安等。

植物形态

一年生寄生草本。茎缠绕，黄色，纤细，多分枝，随处可生出寄生根，伸入寄主体内。叶稀少，鳞片状，三角状卵形。花两性，多数簇生成小伞形或小团伞花序，花冠白色，壶形。花期7~9月，果期8~10月。

中药常识

别名：大芸、寸芸、苁蓉、地精等。

性味归经：性温，味甘、咸，归肾、大肠经。

用法用量：煎服，10~15克，大剂量可用至30克。

注意事项：肉苁蓉性温，阴虚火旺者忌用；肉苁蓉有润肠通便作用，故大便溏泻者忌用。

● **治肠燥津枯便秘：**肉苁蓉（酒洗去咸）9克，当归15克，牛膝6克，枳壳、升麻各3克，泽泻4.5克。水煎服。

中药常识

别名：豆寄生、无根草、黄丝。

性味归经：性平，味辛、甘，归肾、肝、脾经。

用法用量：煎服，一般用量10~20克。

注意事项：阴虚火旺、大便燥结及小便短赤者不宜用。

● **治肝肾不足，目暗不明：**菟丝子（酒浸3日，晒干，研为末）150克，车前子30克，熟地黄90克。将以上三味药研成粉末，炼蜜为丸，如梧桐子大。每服30丸，盐汤送服。

入药部位
列当科肉苁蓉属植物肉苁蓉的干燥带鳞叶的肉质茎

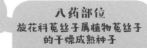

入药部位
旋花科菟丝子属植物菟丝子的干燥成熟种子

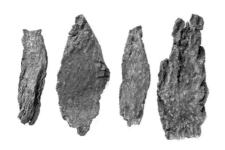 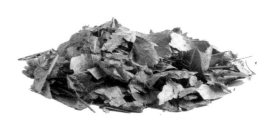

锁阳

功效主治

　　具有补肾助阳，润肠通便的功效。主治肾阳不足、阳痿、尿血、腰膝酸软、筋骨痿弱，血虚津亏导致的肠燥便秘。

植物形态

　　多年生肉质寄生草本，地下茎粗短，具有多数瘤突吸收根。茎圆柱形，暗紫红色。鳞片状叶卵圆形、三角形或三角状卵形。穗状花序顶生，棒状矩圆形，花杂性，暗紫色，有香气。花期6~7月，果期8~9月。

中药常识

别名： 地毛球等。

性味归经： 性温，味甘，归肾、肝、大肠经。

用法用量： 煎服，10~15克。

注意事项： 阴虚火旺、脾虚泄泻及实热便秘者忌用。

●治阳痿：锁阳75克，虎骨50克，黄柏250克，龟板200克，知母100克，熟地黄、陈皮、白芍各100克，干姜25克。所有中药研成细末，酒糊为丸，如梧桐子。每服10丸。

八药部位
锁阳科锁阳属植物锁阳干燥肉质茎

淫羊藿

功效主治

　　具有补肾壮阳、祛风除湿的功效。主治肾阳虚衰、阳痿尿频、腰膝无力以及风寒湿痹、肢体麻木。

植物形态

　　多年生草本。根状茎粗壮，木质化，坚硬。叶基生和茎生，为二回三出复叶，基生叶1~3片，开花时枯萎。圆锥花序顶生，具多数花；萼片8片，两轮排列，外轮较小，卵状三角形，内轮花瓣状，白色或淡黄色。花期5~6月，果期6~8月。

中药常识

别名： 仙灵脾。

性味归经： 性温，味辛、甘，归肝、肾经。

用法用量： 一般用量3~15克，煎服。

注意事项： 阴虚火旺者忌用。

●治高脂血症并发冠心病：淫羊藿、山楂各10克，川芎5克。水煎服，每日1剂。

●治肾阳虚衰型高血压：淫羊藿10克，三七5克。水煎服，每日1剂。

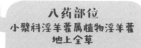
八药部位
小檗科淫羊藿属植物淫羊藿地上全草

补血药

此类药物甘温质润,主入心肝血分,广泛用于各种血虚证,症见面色苍白或萎黄、眩晕耳鸣、心悸怔忡、失眠健忘或月经后期、量少色淡、闭经、舌淡脉细等。

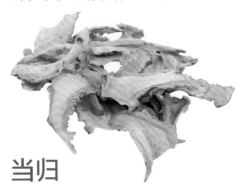

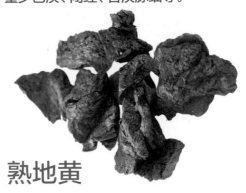

当归

功效主治

具有补血和血、调经止痛、润肠通便的功效。主治月经不调、经闭腹痛、崩漏、头昏头晕、血虚目眩、失眠、肠燥便秘、赤痢后重、痈疽疮疡、跌打损伤等。

植物形态

多年生草本。叶两到三回单数羽状分裂,叶片卵形,小叶 3 对。复伞形花序,顶生,小伞形花序有花 12~36 朵,花瓣 5 片,白色,呈长卵形,先端狭尖,略向内折。花期 6~7 月,果期 7~8 月。

熟地黄

功效主治

具有滋阴、补血的功效。主治阴虚血少、腰膝痿弱、遗精、尿频、崩漏、月经不调、消渴、耳聋、目昏。

植物形态

多年生草本,叶片倒卵形或长椭圆形。花多毛,于茎上部排列成总状花序;花萼钟形,花冠宽阔,筒状,紫红色或淡紫红色,有时呈淡黄色。花期 4~5 月。果期 5~6 月。

中药常识

别名:秦归、云归、西当归、岷当归。

性味归经:性温,味甘、辛,归心、肝、脾经。

用法用量:煎服,5~15克。

注意事项:腹胀、腹泻者忌用;体内火热所致出血者忌用;不宜与绿豆同时服用。

●治血虚阳浮发热证:黄芪 30 克,当归 6 克。水煎服。

中药常识

别名:熟地。

性味归经:性微温,味甘,归肝、肾经。

用法用量:煎服,10~30克。

注意事项:凡气滞痰多、脘腹胀痛、食少便溏者忌用。

●治烦热干渴、失血等证:石膏、熟地黄各 15 克,麦冬 10 克,知母、牛膝各7.5克。水煎服。

入药部位
伞形科当归属植物重齿毛当归的根

入药部位
生地黄的炮制加工品

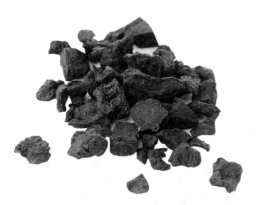

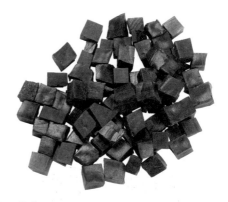

何首乌

功效主治

具有补益精血、解毒截疟、润肠通便的功效。主治精血亏虚、眩晕耳鸣、腰膝酸软、遗精、崩带、须发早白、久疟、肠燥便秘、瘰疬等。生首乌能解毒、截疟、润肠通便；制首乌能补益精血、乌须发、强筋骨、补肝肾。

植物形态

多年生缠绕藤本。叶互生，托叶鞘膜质，褐色，叶片狭卵形或心形。圆锥花序，花小,5 片，花被绿白色。花期 8~10 月，果期 9~11 月。

阿胶

功效主治

具有滋阴补血、调肺止血的功效。主治血虚诸证、虚劳咳嗽、吐血、鼻出血、便血、月经不调、崩中、胎漏。

动物形态

体型比马小。头型较长，眼圆，其上生有 1 对显眼的长耳。颈部长而宽厚，颈背鬃毛短而稀少。躯体匀称，四肢短粗，蹄质坚硬。尾尖端处生有长毛。体色主要以黑、栗、灰三种为主。

中药常识

别名：多花蓼等。

性味归经：性温，味苦、甘、涩，归肝、肾经。

用法用量：煎服，10~30 克。

注意事项：大便溏泄及湿痰较重不宜用。忌与白萝卜同用。

•治高血压、血管硬化：何首乌 15 克。隔水蒸熟，每日分 2 次服。

中药常识

别名：驴皮胶。

性味归经：性平，味甘，归肺、肝、肾经。

用法用量：5~15 克，入汤剂或烊化冲服。

注意事项：脾胃虚弱者慎用阿胶。感冒、咳嗽、腹泻者及月经期女性忌用。

•治血虚咳嗽：阿胶、川芎、当归、白芍、地黄各 5 克。水煎服。

入药部位
蓼科蓼属植物何首乌的干燥块根

入药部位
马科马属动物驴的皮经煎煮、浓缩制成的固体胶

补阴药

补阴药又叫养阴药，此类药物带有甘味，具有滋养的作用，能滋阴，可以治疗阳虚所致的乏力、咽干，口渴，盗汗、舌红舌苔少等。

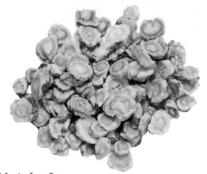

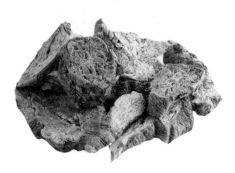

北沙参

功效主治

具有养阴清肺、益胃生津的功效。主治肺热燥咳，虚痨久咳，阴伤咽干、口渴，便干等。

植物形态

多年生草本。茎大部埋在沙中。叶基出，互生，叶片卵圆形。复伞形花序顶生，具粗毛；花白色，每 1 小伞形花序有花 15~20 朵，花瓣 5 片，卵状披针形。花期 5~7 月，果期 6~8 月。

中药常识

别名：莱阳参等。
性味归经：性微寒，味甘、微苦，归肺、胃经。
用法用量：煎服，4.5~9 克。
注意事项：风寒咳嗽者及胃虚寒者忌用；痰热咳嗽者慎用。
• 滋阴润肺、止咳化痰：银耳 10 克，百合、北沙参各 5 克。用清水煎煮两次，合并药汁，食前加冰糖适量，分早、中、晚 3 次服用。

八药部位
伞形科珊瑚菜属植物珊瑚菜的干燥根

南沙参

功效主治

具有清胃生津、补气、化痰的功效。主治肺燥干咳、虚劳久咳、阴伤咽干喉痛、津伤口渴等症。

植物形态

多年生草本。根粗壮，肉质，圆柱形。茎生叶互生，叶片多卵状椭圆形，边缘具少数不规则的粗锯齿。圆锥花序顶生，花梗短，花冠钟形，蓝紫色。花期 7~9 月，果期 9~10 月。

中药常识

别名：沙参、泡参等。
性味归经：性微寒，味甘、微苦，归肺、胃经。
用法用量：煎服，9~15 克。
注意事项：风寒咳嗽者忌用。
• 治肺热咳嗽：南沙参 25 克，甘草、紫草、拳参各 15 克。将以上四味中药研成细末，搅拌均匀。口服，每次 5 克，每日 2 次。

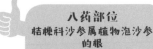

八药部位
桔梗科沙参属植物泡沙参的根

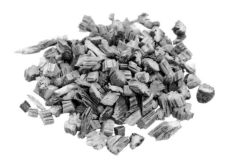

石斛

功效主治

　　具有滋阴清热、益胃生津的功效。主治阴伤津亏、口干烦渴、食少干呕、病后虚热、阴伤目暗等症。

植物形态

　　多年生附生草本。茎丛生，多节。叶无柄，近革质，叶片长圆形或长圆状披针形。总状花序自茎节生出，通常具花2~3朵；花瓣卵状长圆形或椭圆形，与萼片几等长。花期5~6月。

中药常识

别名：林兰、禁生等。

性味归经：性微寒，味甘，归胃、肾经。

用法用量：煎服，干品6~12克，鲜品可用15~30克，亦可入丸。

注意事项：脾胃虚寒者忌用。

•**治虚劳消瘦**：石斛、麦冬、牛膝、杜仲、党参、枸杞子、白芍各9克、炙甘草、五味子各6克。水煎服。

入药部位
兰科石斛属植物金钗石斛的新鲜或干燥茎

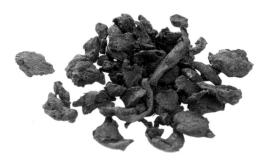

黄精

功效主治

　　具有补中益气、润肺、益肾的功效。主治虚损寒热、干咳少痰或久咳乏力，气阴两虚导致的面色萎黄、困倦乏力等，肾虚引起的早衰、头晕、腰膝酸软、须发早白，糖尿病气阴两伤引起的口渴、多饮、善饥欲食等。

植物形态

　　多年生草本。根茎横走，圆柱形，结节膨大，节间一头粗。叶轮生，每轮4~6片，条状披针形。花腋生，下垂，2~4朵集成伞形花丛，白色至淡黄色。花期5~6月，果期7~9月。

中药常识

别名：老虎姜、鸡头参、黄鸡菜、毛管菜等。

性味归经：性平，味甘，归脾、肺、肾经。

用法用量：煎服，9~15克。

注意事项：脾虚有湿、咳嗽痰多、中寒便溏者忌用。

•**治肺劳咯血，赤白带**：鲜黄精根头30克，冰糖15克。开水炖服。

入药部位
百合科黄精属植物黄精的根茎

第十七章
收涩类中药

凡具有收敛固涩作用，可以治疗各种滑脱症候的药物，称为收敛药。药性味多酸、涩，性多温或平，归肺、脾、肾、大肠经。

收涩药主要包含固表止汗药、敛肺涩肠药、固精缩尿止带药三大类。

止汗药

主要用于气虚肌表不固、腠理疏松、津液外泄而致的自汗症，阴虚不能制阳、阳热迫津外泄而致的盗汗症。

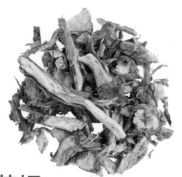

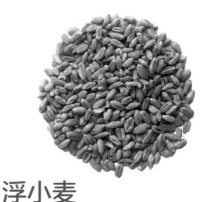

麻黄根

功效主治

具有固表、止汗的功效。主治气虚自汗、阴虚盗汗等。

植物形态

草本状灌木，木质茎匍匐卧土中，小枝直伸或微曲，绿色，节明显。鳞叶膜质鞘状。花成鳞球花序，通常雌雄异株；雄球花多成复穗状，雌球花单生。花期5~6月，果期7~8月。

浮小麦

功效主治

具有固表止汗、益气、除热的功效。主治气虚自汗、阴虚盗汗、骨蒸劳热。

植物形态

一年生或越年生草本。叶鞘光滑，常较节间为短。穗状花序直立，小穗两侧扁平，每小穗具3~9朵花，仅下部的花结实；颖短，第1颖较第2颖为宽，两者背面均具有锐利的脊，有时延伸成芒。花期4~5月，果期5~6月。

中药常识

别名： 苦椿菜。

性味归经： 性平，味甘、微涩，归肺经。

用法用量： 煎服，3~9克；外用适量。

注意事项： 有表邪者忌用。

• 治产后虚汗不止：麻黄根60克，当归、黄芪各30克。将以上三味中药研成细末。每服12克，水煎，去渣，取汁，温服。不拘时候。

中药常识

别名： 浮水麦、浮麦等。

性味归经： 性凉，味甘，归心经。

用法用量： 煎服，15~30克；研末吞服，3~5克。

注意事项： 表邪汗出、无汗而烦躁或虚脱汗出者忌用。

• 治盗汗及虚汗不止：浮小麦适量。将浮小麦用小火炒焦，研成细末。每服5克，米汤送服。每日1剂。

入药部位
麻黄科植物草麻黄或中麻黄的干燥根及根茎

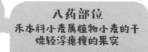

入药部位
禾本科小麦属植物小麦的干燥轻浮瘪瘦的果实

敛肺涩肠药

敛肺涩肠药入肺经、大肠经，具有敛肺止咳喘与涩肠止泻痢作用。多用于肺虚喘咳久治不愈或肺肾两虚的虚喘证及脾肾虚寒所的久泻、久痢等证。

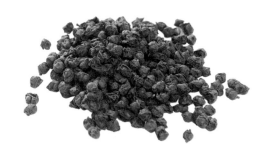

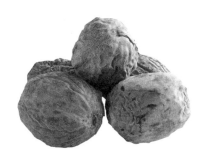

五味子

功效主治

具有收敛涩精、补肾生津、敛汗敛肺的功效。主治肺虚或肺肾两虚所致的咳喘不止、口干作渴、自汗、盗汗，久泻不止、劳伤羸瘦，梦遗滑精。

植物形态

落叶木质藤本。花单性，雌雄异株，单生或簇生于短枝顶端或叶腋间而下垂，乳白色或粉红色，花被6~9，两轮，卵状长圆形。花期6~7月，果期8~9月。

肉豆蔻

功效主治

具有消食涩肠、温中行气的功效。主治心腹胀痛、虚泻、五更泄泻、冷痢、食少呕吐、宿食不消。

植物形态

常绿乔木。叶互生，椭圆状披针形或长圆状披针形。花雌雄异株；花疏生，黄白色，椭圆形或壶形。结果期为60~70年，盛果期有两次，即5~7月及10~12月。

中药常识

别名：山花椒等。

性味归经：性温，味甘、酸，归肺、心、肾经。

用法用量：煎服，3~6克；研末，1~3克。

注意事项：外感风寒风热者忌用。

•治盗汗：五味子、山茱萸各6克，石斛10克。先将石斛水煎，再加山茱萸、五味子，用清水煎煮后服用，每日1剂。

中药常识

别名：肉果、玉果等。

性味归经：性温，味辛，归脾、胃、大肠经。

用法用量：煎服，3~9克。

注意事项：湿热泻痢者忌用。

•治泄泻不止：肉豆蔻、黄连、诃子各22克，炙甘草、白术、干姜、赤茯苓各15克，厚朴30克。将以上中药研成细末。每服2克，空腹时服，每日3服。

入药部位
木兰科五味子属植物北五味子的果实

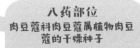

入药部位
肉豆蔻科肉豆蔻属植物肉豆蔻的干燥种子

固精缩尿止带药

本类药物酸涩收敛，主要用于遗精、遗尿、带下等症。

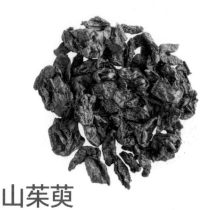

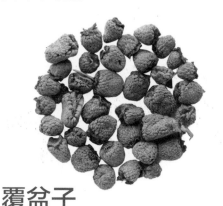

山茱萸

功效主治

具有补益肝肾、收敛固涩的功效。主治腰膝酸痛、头晕、耳鸣、健忘、遗精、滑精、阳痿、小便频数、崩漏、月经过多、虚脱。

植物形态

落叶小乔木。枝皮灰棕色，小枝无毛。单叶对生，叶片椭圆形或长椭圆形，下面被白色伏毛。花先叶开放，成伞形花序，花小，花瓣 4 片，黄色。花期 5~6 月，果期 8~10 月。

中药常识

别名：山萸肉等。

性味归经：性微温，味酸、涩，归肝、肾经。

用法用量：煎服，5~10 克，急救固脱可至 20~30 克。

注意事项：湿热、小便淋涩者忌用。

•治肝肾阴虚，腰膝酸软，头晕目眩，耳鸣：山茱萸、山药各 12 克，熟地黄 24 克，泽泻、牡丹皮、茯苓各 9 克。将六味中药研成细末，炼蜜为梧桐子大小。每服 3 丸，温水送服。

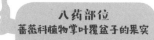

八药部位
山茱萸科梾木属植物山茱萸的干燥成熟果肉

覆盆子

功效主治

具有益肝、肾，明目，固精，缩尿的功效。主治肾虚遗尿、小便频数、阳痿早泄、遗精滑精、肝肾不足、目暗不明。

植物形态

落叶灌木。叶单生或敷叶簇生，掌状 5 裂，长卵形或长椭圆形，托叶 2 枚，线状披针形。花单生于小枝顶端，花梗细，花萼 5，卵状长圆形，花瓣 5 片，卵圆形。花期 8~9 月，果期 10 月。

中药常识

别名：覆盆等。

性味归经：性微温，味甘、酸，归肝、肾经。

用法用量：煎服，5~10 克。

注意事项：肾虚火旺、小便短赤、肾阴虚患者忌用。

•治遗精，滑精，遗尿，尿频：覆盆子 120 克，枸杞子、菟丝子各 240 克，五味子、车前子各 60 克。将以上五味中药研成细末，炼蜜为丸，如梧桐子大。每服 50 丸，盐汤送服。

八药部位
蔷薇科植物掌叶覆盆子的果实

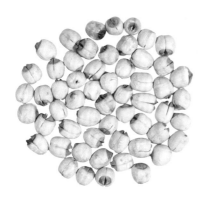

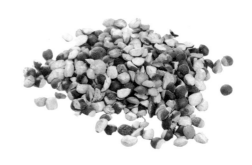

莲子

功效主治

具有固精止带、补脾止泻、益肾养心的功效。主治虚烦失眠、遗精、滑精、淋浊、脾虚泄泻、崩漏、带下。

植物形态

多年生水生草本。根茎肥厚横走，外皮黄白色，节间膨大，内白色，中空而有许多条纵行的管。叶片圆盾形，高出水面，花梗与叶柄等高或略高；花大，单一，顶生，粉红色或白色，芳香。花期7~8月。坚果椭圆形或卵形，果皮坚硬、革质，内有种子1枚。果期9~10月。

中药常识

别名：白莲、莲实、莲米、莲肉等。

性味归经：性平，味甘、涩，归脾、肾、心经。

用法用量：去莲子心，打碎煎服，10~15克；亦可生吃。

注意事项：莲子有收敛作用，胃胀、大便秘结者忌用。

● 治阴虚火旺型失眠：莲子10克，桂圆肉20克，大枣10枚，红糖适量。莲子去心，大枣去核。将所有中药放入砂锅中煮熟，顿服。

入药部位
睡莲科莲属植物莲的干燥成熟种子

芡实

功效主治

具有益肾固精、健脾止泻、除湿止带的功效。能治疗遗精、滑精、带下、小便不禁、脾虚久泻。

植物形态

一年生水生草本，具白色须根及不明显的茎。初生叶沉水，箭形；后生叶浮于水面，叶柄长，圆柱形中空，表面生多数刺；叶片椭圆状肾形或圆状盾形。花单生；花梗粗长，多刺，伸出水面；花瓣多数，带紫色。花期6~9月，果期7~10月。

中药常识

别名：鸡头米、鸡头苞、鸡头莲等。

性味归经：性平，味甘、涩，归脾、肾经。

用法用量：煎服，10~15克。

注意事项：便秘、尿赤者不宜食用。

● 治遗精、滑精：蒺藜、芡实、莲须各60克，龙骨、牡蛎各30克。将以上五味中药研成细末，莲子粉糊为丸，盐汤送服。

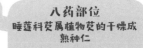

入药部位
睡莲科芡属植物芡的干燥成熟种仁

第十八章
其他类中药

本类药物包含有开窍药、涌吐药、杀虫止痒药和拔毒生肌药。

开窍药

凡具有辛香走窜之性，以开窍醒神为主要功效，治疗闭证神昏的药物，称为开窍药。本类药辛香行散，性善走窜，主入心经，功能通闭开窍、苏醒神智。

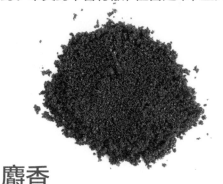

麝香

功效主治

具有开窍醒神，活血通经，消肿止痛的功效。用于各种原因所致的闭证神昏，中风痰厥，血瘀、经闭，关痛、咽喉肿痛，跌扑伤痛，疮疡肿毒等。

动物形态

体形小，体毛粗硬。雌雄均无角。耳长直立。眼大，无眶下腺。四肢细长，尾短，雄兽鼠蹊部有香腺囊，囊内分泌麝香，外部略隆起。体毛深棕色，体背体侧较深，腹毛较淡，下颌白色。

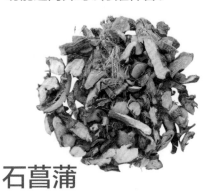

石菖蒲

功效主治

具有开窍醒神、化湿和胃、宁神益志的功效。主治癫痫、痰厥、热病神昏、健忘、气闭耳聋、心胸烦闷、胃痛、腹痛、风寒湿痹、痈疽肿毒、跌打损伤。

植物形态

多年生草本。叶根生，剑状线形。肉穗花序自佛焰苞中部旁侧裸露而出，无梗，呈狭圆柱形，柔弱；花两性，淡黄绿色。花期6~7月，果期8月。

中药常识

别名：原麝香、香脐子、寸草、麝脐香。

性味归经：性温，味辛，归心、脾经。

用法用量：0.03~0.1克，多入丸散用。外用适量。

注意事项：孕妇忌用。

●治牙痛：山柰6克，麝香0.1克。将山柰和麝香研成细末。每取适量，擦牙或漱口，每日早、中、晚各1次。

中药常识

别名：山菖蒲等。

性味归经：性温，味辛、苦，归心、胃经。

用法用量：煎服，干品3~9克。鲜品加倍。

注意事项：阴虚血热者忌用。

●治霍乱吐泻不止：石菖蒲、高良姜、陈皮各50克，白术、炙甘草各25克。将五味中药研成粗末。每服15克，水煎，去渣，取汁，温服。

入药部位
鹿科动物麝的雄兽香腺囊中的分泌物

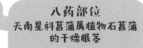

入药部位
天南星科菖蒲属植物石菖蒲的干燥根茎

涌吐药

凡以促使呕吐，治疗毒物、宿食、痰涎等停滞在胃脘或胸膈以上所致病症为主要作用的药物，称为涌吐药。涌吐药为矿石类或草木类药。性味多苦寒，均具毒性。

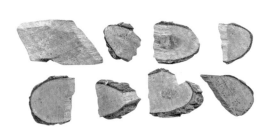

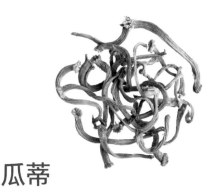

常山

功效主治

具有涌吐痰涎、截疟的功效。主治痰饮停聚、胸膈壅塞、不欲饮食、疟疾、瘰疬。

植物形态

灌木。叶对生，叶形变化大，通常椭圆形、长圆形、倒卵状椭圆形，稀为披针形，边缘有密的锯齿或细锯齿。伞房花序圆锥形，顶生，有梗，花蓝色或青紫色，花瓣 4~7 片，近肉质，花时反卷。花期 6~7 月，果期 8~10 月。

> **中药常识**
>
> **别名**：玉叶金花、鹅儿花等。
>
> **性味归经**：性寒，味苦、辛，有毒，归肺、心、肝经。
>
> **用法用量**：煎服，4.5~9 克；入散、入丸酌情减量。
>
> **注意事项**：正气虚弱、久病体弱者、孕妇忌用。
>
> • **治胸中多痰，头疼不欲食**：常山 9 克，甘草 15 克。水煎，去渣，温服。不吐再服。

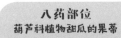

瓜蒂

功效主治

具有涌吐痰食、祛湿、退黄的功效。主治食积不化，食物中毒，癫痫痰盛；外用治急、慢性肝炎，肝硬化。

植物形态

一年生草本植物。茎、枝有棱。卷须纤细，单一，被微柔毛。叶柄长具槽沟及短刚毛。花单性，雌雄同株；雄花数朵簇生于叶腋，花冠黄色；雌花单生，花梗粗糙，被柔毛。花果期夏季。

> **中药常识**
>
> **别名**：苦丁香等。
>
> **性味归经**：性寒，味苦，归胃经。有毒。
>
> **用法用量**：0.6~1.5 克，制成散剂，内服催吐；外用适量。
>
> **注意事项**：体弱及有心脏病者忌用。
>
> • **治鼻中息肉**：陈瓜蒂 0.3 克，捣碎，以羊脂和，以少许敷息肉上，连用 3 天。

杀虫止痒药

凡以攻毒杀虫、燥湿止痒为主要作用的药物，称为杀虫止痒药。主要用于某些外科、皮肤科及五官科病证。

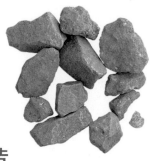

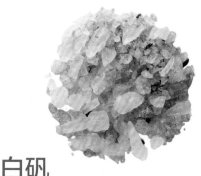

雄黄

功效主治

具有败毒抗癌、祛痰镇惊、杀虫疗疮、消炎退肿的功效。主治痈肿疔疮、蛇虫咬伤、虫积腹痛、惊痫、疟疾、破伤风。

矿物形态

单斜晶系。晶体柱状，晶面上有纵行条纹，大多成致密块状或粒状集合体。半透明。橘红色，少数为暗红色。条痕淡橘红色。晶面具金刚光泽，断面呈树脂光泽。断口贝壳状。

中药常识

别名：石黄、黄金石等。

性味归经：性温，味辛，有毒，归肝、胃、大肠经。

用法用量：入丸、入散，0.05~0.1克；外用适量，研末外敷。

注意事项：内服慎久服。外用不宜大面积涂抹及长期持续使用。孕妇忌用。

• 治痈疽溃烂及诸疮发毒：雄黄15克，滑石10克。将以上两味中药研成细末。患处清洗干净，用棉签蘸取少许药末涂抹于患处。

白矾

功效主治

具有内服止血、止泻、化痰；外用解毒杀虫、燥湿止痒的功效。外用治湿疹瘙痒、疮疡疥癣；内服治便血、吐衄、崩漏、久泻、久痢及痰厥癫狂痫症等。

矿物形态

晶形呈细小的菱面体或板状，通常为致密块状、细粒状、土状等。透明至半透明。光泽类似玻璃，解离面上有时微带珍珠光。断口晶体者呈贝状；块体者呈多片状、参差状，有时土状。

中药常识

别名：明矾、枯矾等。

性味归经：性寒，味酸、涩，归肺、脾、肝、大肠经。

用法用量：入丸、入散，内服，0.6~1.5克；外用适量，研末涂抹或化水清洗患处。

注意事项：体虚胃弱及无湿热痰火者忌用。

• 治烧伤：白矾、五倍子各1克，麻油2克。将白矾、五倍子研成细末，用麻油调成糊状。涂抹于患处。

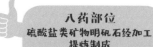

入药部位
硫化物类矿物雄黄族雄黄

入药部位
硫酸盐类矿物明矾石经加工提炼制成

拔毒生肌药

凡以拔毒化腐、生肌敛疮为主要作用的药物，称为拔毒生肌药。多为矿石、金属药物，以外用为主。

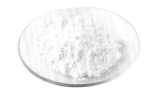
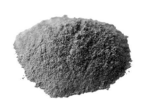

轻粉

功效主治

具有外用杀虫、攻毒、敛疮；内服利水、通便的功效。主治疥癣、瘰疬、梅毒、下疳、皮肤溃疡、水肿、臌胀、大小便闭。

矿物形态

天然产者，名角贡矿为无味无色鳞片状结晶。

密陀僧

功效主治

具有燥湿，杀虫，敛疮的功效。主治湿疹、疥、癣、腋下狐臭，疮疡溃破久不收口。

矿物形态

等轴晶系。晶体形状常为立方体或八面体。在自然界常见的多为粒状集合体。颜色铅灰色。条痕淡黑灰色。金属光泽。不透明。立方体解理完全。断口呈平坦之半贝壳状或参差状。

中药常识

别名：汞粉等。

性味归经：性寒，味辛，有毒，归小肠、大肠经。

用法用量：外用，研末调敷或干撒。

注意事项：内服宜慎，体弱及孕妇忌用。

•治局限性神经性皮炎：土荆皮、蛇床子、百部根各30克，五倍子24克，密陀僧18克，轻粉6克。将以上6味中药研成细末。将药末加醋搅拌均匀至糊状，涂抹于患处。每日换1次，直至痊愈。

中药常识

别名：炉底、陀僧等。

性味归经：性平，味咸、辛，归肝、脾经。有毒。

用法用量：外用适量研粉敷或熬膏贴患处。

注意事项：体虚者忌用。

•治湿疹：密陀僧10克，黄柏5克，冰片0.5克。共研细末，以香油调稠。用竹板将药涂抹于病损处，每日中午前换药1次。

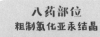
八药部位
粗制氯化亚汞结晶

八药部位
粗制氧化铅

图书在版编目（CIP）数据

常见中药原色图鉴 / 金亚明著 . -- 南京：江苏凤凰科学技术出
版社，2018.1（2018.9 重印）
（汉竹·健康爱家系列）
ISBN 978-7-5537-7997-3

Ⅰ . ①常… Ⅱ . ①金… Ⅲ . ①中草药－图集 Ⅳ . ① R282-64

中国版本图书馆 CIP 数据核字 (2017) 第 241227 号

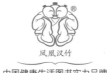

凤凰汉竹

中国健康生活图书实力品牌

常见中药原色图鉴

著　　　者	金亚明
编　　　著	汉　竹
责 任 编 辑	刘玉锋
特 邀 编 辑	孙　静
责 任 校 对	郝慧华
责 任 监 制	曹叶平　方　晨

出 版 发 行	江苏凤凰科学技术出版社
出版社地址	南京市湖南路 1 号 A 楼，邮编：210009
出版社网址	http://www.pspress.cn
印　　　刷	南京精艺印刷有限公司

开　　　本	720 mm×1 000 mm　1/16
印　　　张	12
字　　　数	250 000
版　　　次	2018 年 1 月第 1 版
印　　　次	2018 年 9 月第 2 次印刷

标 准 书 号	ISBN 978-7-5537-7997-3
定　　　价	45.00 元

图书如有印装质量问题，可向我社出版科调换。